El poder curativo del ginseng

Desde hace más de dos mil años, el ginseng es considerado como uno de los remedios tónicos más potentes y efectivos existentes en la naturaleza. La medicina tradicional china lo recomienda para aumentar los niveles energéticos del cuerpo y para reducir los efectos adversos del estrés, la diabetes, los males digestivos, las dolencias cardiorespiratorias y los problemas de impotencia sexual, entre muchos otros.

El poder curativo del ginseng aborda con detalle todos los efectos, usos y contraindicaciones, tanto del ginseng asiático, como del americano, el siberiano y muchas otras hierbas que la medicina china utiliza exitosamente. Además, se analizan los diversos productos comerciales disponibles, determinando la calidad, cantidad y proporción de sus contenidos para asegurar un consumo inteligente y seguro de esta maravillosa y mítica raíz.

Paul Bergner

El poder curativo del ginseng

Paul Bergner es editor de las reputadas publicaciones *Medical Herbalism* y *Clinical Nutrition Update*. Es director clínico del Rocky Mountain Center for Botanical Studies, en Boulder, Colorado. Fue fundador de la revista *The Naturopath Physician* y colaborador de *Natural Health*, *The Nutrition and Dietary Consultant* y *Health World*. Es miembro de la American Herbalist Guild y autor de numerosos libros sobre medicina naturista, entre los que destaca *El poder curativo del ajo*, también publicado por SELECTOR, ACTUALIDAD EDITORIAL.

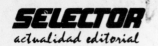

SELECTOR
actualidad editorial

Dr. Erazo 120
Colonia Doctores
México 06720, D.F.

Tel. 588 72 72
Fax 761 5716

EL PODER CURATIVO DEL GINSENG
Título en inglés: *The Healing Power of Ginseng and The Tonic Herbs*

Traducción: Ma. de la Luz Broissin
Diseño de portada: Carlos Varela

Copyright © 1996, Paul Bergner. All Rights Reserved.
    Authorized translation from English Language Edition
    published by Prima Publishing.

D. R. © 1997, Selector S.A. de C.V.
Derechos de edición en español reservados para México, Centro y Sudamérica

ISBN (inglés): 0-7615-0472-9
ISBN (español): 970-643-044-X

Primera edición: Agosto de 1997

CONTENIDO

Dedicado

A Satya Ambrose, ND, L. Ac., mi primer maestro de medicina china y a los doctores de Open Gate Clinic en Portland, Oregon, quienes personifican el espíritu de servicio en la medicina china.

Agradecimientos

Me gustaría agradecer las siguientes contribuciones a este libro.

Por conceder entrevistas: Mark Blumenthal, Bill Brevoort, Howie Brounstein, Richo Cech, Andrew Gaeddert, Feather Jones, Gary Schweedock, Dr. Jill Stansbury, Dr. Michael Tierra, Dr. Sharol Tilgner, Jonathan Treasure y otras personas de la industria del ginseng que pidieron no ser mencionadas.

Por sus libros previos acerca de las hierbas tonificantes chinas, todos los cuales consulté al escribir este libro: Dan Bensky, Steven Foster, Ron Teeguarden y Dr. Michael Tierra.

Por su asistencia editorial en Prima: Alice Anderson, Leslie Yarborough y en especial, Carol Venolia, que corrigió varias secciones que tenían mala gramática y pensamiento no claro.

Por las muestras de ginseng: Feather Jones y Herb Pharm.

Por apoyo personal: Marian Barone, Aaron Bergner, Dr. Pao-Chin Huang, Feather Jones y Dr. Doug Terry.

Pido indulgencia por las fallas que hubiera en este libro, a los practicantes de la medicina oriental cuyo conocimiento y comprensión es mayor que el mío.

Lista de tablas

PRÓLOGO

En la década de los años noventa, el estado de salud de la sociedad estadunidense difería mucho del de cualquier grupo de población en el mundo. En el pasado no había tanto estrés, ni se consumía tanta comida chatarra, tantos medicamentos ni tantos estimulantes. Asimismo, el medio ambiente no era tan tóxico como lo es actualmente. Los estaduninidenses se alimentan en exceso, pero están mal nutridos. Abundan entre los individuos la fatiga crónica, la inmunodeficiencia, la depresión, la ansiedad y los trastornos relacionados con el estrés.

La medicina convencional no tiene nada que ofrecer al paciente. Las terapias pueden eliminar temporalmente un síntoma, pero no harán nada para restaurar la energía general y el equilibrio. Las tradiciones occidentales de la herbolaria y la curación natural se desarrollaron principalmente entre los campesinos robustos y la población granjera, ya que éstos se alimentaban con carne no sintética y verduras frescas. Las terapias naturales occidentales tienen como propósito reducir los efectos nocivos de la alimentación excesiva, más que restaurar la vitalidad de un individuo con un sistema agotado.

La cura de este estado debilitado de la población es uno de los motivos de la creciente popularidad del ginseng, la más famosa de las hierbas tonificantes de China. Las ventas de ginseng se encuentran entre las categorías con crecimiento más rápido en Estados Unidos, en forma de productos disponibles incluso en la mayoría de las droguerías, supermercados y farmacias. Sin embargo, la mayor parte de los estadunidenses no saben cómo utilizar el ginseng.

Existe poca comprensión acerca de sus propiedades y contraindicaciones así como de sus efectos secundarios; se sabe poco de la diferencia entre el ginseng asiático y el estadunidense o las otras hierbas mal nombradas "ginseng". ¿Cómo adquirir el verdadero ginseng en un mercado saturado con productos cuestionables y fraudulentos? Explicaré estos puntos en este libro.

El ginseng es sólo la más famosa entre toda una categoría de hierbas tonificantes chinas. Algunas de estas hierbas son efectivos y baratos sustitutos del ginseng. Otras, cuando se combinan con el ginseng, lo hacen más efectivo. Algunas, ya sea solas o en fórmulas, pueden ser más adecuadas que el ginseng para una condición en particular. Varias hierbas occidentales tradicionales también pueden utilizarse como tónicos, aunque en forma diferente que el ginseng. Explicaré las propiedades de todas estas hierbas, describiré cómo se utilizan en fórmulas y le indicaré dónde conseguirlas.

Automedicación con hierbas chinas

El ginseng y las hierbas que describo en este libro pueden conseguirse fácilmente en las tiendas naturistas, los herbarios y en las tiendas de artículos chinos y coreanos. En este libro, mi intención es ayudarlo a conocer sabia y efectivamente el ginseng y las hierbas. Si tiene una buena salud general, no hay motivo para no tomar el ginseng o para no preparar sus propios tés o vinos tónicos simples. Sin embargo, si está enfermo, especialmente si padece una enfermedad de naturaleza crónica y desea tomar hierbas chinas, será de gran utilidad consultar a un acupunturista o a algún practicante de la medicina oriental.

Si es atleta y desea tomar ginseng u otras hierbas para mejorar su desempeño, le explicaré también cómo hacerlo. Incluso en este caso, espero que considere consultar a un practicante de la medicina oriental, para obtener una fórmula diseñada para su propia constitución y deporte, como lo hacen los atletas chinos campeones.

En una ocasión pidieron a un médico naturista que conozco, que definiera su medicina en una frase. Meditó un momento y respondió: "No creemos que los derivados del petróleo y la extirpación de partes del cuerpo sean una buena línea de defensa contra la enfermedad". La medicina oriental le ofrece muchas alternativas y en verdad es excelente para recuperar el equilibrio de la salud, antes de que desarrolle una enfermedad más grave. Por tanto, también espero que este libro sea una introducción a los beneficios de la medicina oriental y que lo considere como un auxiliar de la medicina convencional. La medicina oriental es a menudo más útil como un primer recurso y como tratamiento de enfermedades crónicas que agotan y producen gran cansancio, para las que la medicina convencional no tiene una respuesta efectiva.

La historia del Ginseng

Hay un conocido cuento de cuatro hombres ciegos que examinaron un elefante. Uno de ellos tocó la pierna, otro la trompa, el tercero la piel y el último la cola. Empezaron a discutir cómo era el elefante, cada uno basándose en su limitado conocimiento de él. Lo que se sabe en relación con el ginseng es en la actualidad muy semejante a las percepciones de esos hombres ciegos.

El conocimiento del ginseng nos ha llegado de una tierra lejana y de una cultura con una perspectiva del mundo muy diferente a la nuestra. Incluso lo que sabemos sobre el ginseng americano lo aprendimos de los chinos, quienes lo valoran mucho y han importado miles de toneladas durante los últimos dos y medio siglos. En el siglo XIX, algunos médicos utilizaron el ginseng americano como un remedio secundario; sin embargo, nunca ha sido totalmente adoptado por ningún sistema médico occidental. De la misma manera, el ginseng asiático no es conocido por los sistemas médicos occidentales.

Durante las últimas décadas, la investigación clínica occidental ha apoyado el uso del ginseng para el estrés y algunos otros padecimientos y parte de sus componentes químicos han sido identificados. El conocimiento científico occidental del ginseng es un poco más amplio que el que los hombres ciegos tenían respecto del elefante. Conocemos algunas cosas sobre éste, pero todavía no sabemos cómo es todo el elefante.

El ginseng no puede tomarse simplemente como una píldora. Para comprender en verdad cómo usarlo, tendrá que entender cómo lo utilizan los asiáticos. Por lo tanto, en este libro lo llevaré a dar un recorrido por el mundo de la cultura y la medicina chinas. Lo introduciré a la realidad del *chi*, la energía vital básica. Le mostraré cómo saber si tiene "calor", "frío", si tiene "exceso" o "deficiencia", "exterior" o "interior". Todos éstos son conceptos básicos en la medicina oriental y comprenderlos es esencial para utilizar sabiamente el ginseng. También le hablaré sobre algunas hierbas tonificantes que pueden tomarse junto con el ginseng o como sustitutos de éste.

En resumen, le mostraré al elefante.

CAPÍTULO 1

EL GINSENG Y LA MEDICINA CONSTITUCIONAL

Para continuar con nuestro recorrido por la perspectiva del mundo médico chino, explicaré la medicina constitucional y cómo encaja en ésta el ginseng. La constitución de una persona es muy semejante a la constitución de una nación: las reglas básicas mediante las cuales un país dicta sus leyes y dirige sus asuntos. Diferentes naciones tienen diferentes normas de procedimiento, al igual que sucede con individuos diferentes. No hay dos personas que tengan una constitución idéntica, pero caen dentro de ciertas categorías de la medicina china. Una persona es robusta por naturaleza y otra es frágil. Una persona es ardiente y otra tiene las manos y los pies fríos. Alguien disfruta el aire seco de la montaña y alguien más se siente mejor cerca del océano. Un individuo aumenta de peso con la menor indiscreción en la dieta y otro no sube de peso sin importar lo que coma. La medicina occidental ignora tales consideraciones, que quizá son las más importantes en la medicina china.

La medicina occidental trata las enfermedades y no a las personas. Cualesquiera de los tipos de personas antes mencionados podrían tener artritis o una úlcera o presión arterial alta y la medicina convencional tratará cada enfermedad de la misma manera, sin importar la constitución del paciente. Por otra parte, la medicina china toma en cuenta los síntomas de la enfermedad, pero elige el tratamiento basándose en la constitución del paciente. Para comprender el significado de esto, presentaré a dos personas ficticias.

El hombre de negocios y la abuela

Tenemos ante nosotros a un hombre de negocios y a una abuela.
Cada una de estas personas tiene una úlcera. El hombre de negocios está enfadado, con el rostro sonrojado, es robusto, tiene un
peso excesivo, es agresivo e impulsivo, su pulso es tan fuerte,
que casi se puede ver cómo late en sus sienes. Es ardiente, aparta
las sábanas por la noche y le gustan las bebidas frías. La abuela es
frágil y delgada, con rostro pálido y voz suave. Está débil y cansa-
da. Su pulso es tan débil, que apenas si se puede encontrar. Tiene
las manos y los pies fríos, se abriga demasiado y le agradan las
bebidas calientes. Es más temerosa que enojona.

TABLA 1.1

LISTA DE REVISIÓN DE EXCESO Y DEFICIENCIA

Exceso (El hombre de negocios)		Deficiencia (La abuela)	
Agitación	—	Letargo	—
Miembros activos	—	Postura encorvada	—
Deseo de actividad	—	Deseo de tranquilidad	—
Complexión roja o sonrojada	—	Complexión blanca o pálida	—
Voz fuerte	—	Voz baja	—
Inquieto y comunicativo	—	Poco deseo de hablar	—
Respiración fuerte	—	Falta de aliento	—
Abdomen distendido	—	Abdomen blando o distensión con alivio intermitente	—
La dolencia empeora con la presión	—	La dolencia mejora con la presión	—
La dolencia mejora con la actividad	—	La dolencia mejora con el descanso	—
Pulso fuerte	—	Pulso débil	—
Pulso ancho	—	Pulso angosto	—
Capa gruesa en la lengua	—	Capa delgada o ninguna en la lengua	—

Aunque estos dos pacientes tienen úlceras, sus constituciones son muy diferentes. Un practicante de la medicina occidental probablemente recetaría a cada uno de ellos un medicamento para reducir la secreción de ácidos en el estómago. Un practicante de la medicinas china los diagnosticaría y trataría de manera distinta.

El hombre de negocios recibiría hierbas, dieta, acupuntura o ejercicio para reducir el estrés y el calor en su sistema. Quizá recibiría hierbas con un sabor amargo para "enfriar" su aparato digestivo. La abuela recibiría tratamientos para calentarla e incrementar su fuerza. Quizá recibiría hierbas que producen calor, como el jengibre o dulces, como el orozuz, para sus problemas digestivos. Más importante aún, ella sería tratada con terapia tonificante, tal vez con ginseng, mientras que el hombre de negocios no. En realidad, la terapia tonificante empeoraría los síntomas del hombre de negocios. Cuando se desconoce el uso apropiado del ginseng, es más probable que el hombre de negocios agresivo lo utilice para mejorar sus impulsos, mientras que la abuela, que en realidad se beneficiaría con él, quizá no sepa que existe.

Seis principios

La medicina china utiliza tres polaridades básicas para conocer el estado de un paciente. Tenga en mente que casi ningún paciente es únicamente de un tipo, sino que por lo general se inclina hacia un extremo de un espectro de las polaridades de "exceso contra deficiencia", "calor contra frío" y "exterior contra interior". Los chinos tienen también otro método de cinco fases para evaluar la constitución, pero los seis principios serán suficientes para los propósitos de comprender cómo tomar el ginseng y las hierbas tónicas. Estas hierbas se usan en China para los patrones de frío, deficiencia y los interiores, y se evitan o se utilizan con precaución para los padecimientos que incluyen el calor, el exceso y las condiciones externas. Los cientos de millones de consumidores de ginseng en China comprenden bien estas distinciones. Al aprenderlas, quienes usan el ginseng americano pueden evitar el Síndrome de Abuso del Ginseng, el cual analizaré con detalle en el capítulo 2. Consulte las listas de revisión adjuntas para determinar si usted queda dentro de estas polaridades. Observe que las personas pueden tener algunos signos de ambos lados de la polaridad, pero por lo general tendrán una preponderancia en alguno de ellos.

Exceso contra deficiencia

La guía más importante para el uso del ginseng y de otras hierbas tonificantes es la polaridad "exceso contra deficiencia". Observe

TABLA 1.2
Lista de revisión para calor y frio

Calor		Frío	
Complexión roja	—	Complexión pálida o blanca	—
Aversión al calor	—	Aversión al frío	—
Agitación	—	Manos y pies fríos	—
Menos capas de ropa y ropa de cama	—	Capas extra de ropa y ropa de cama	—
Sed	—	Sin sed	—
Deseo de bebidas frías	—	Deseo de bebidas calientes	—
Orina escasa	—	Orina abundante	—
Orina oscura	—	Orina clara	—
Evacuaciones duras	—	Evacuaciones delgadas	—
Diarrea con evacuaciones con mal olor		Evacuaciones de color claro	—
Lengua roja	—	Lengua pálida	—
Capa amarilla en la lengua	—	Sin capa o con capa blanca en la lengua	—
Pulso acelerado	—	Pulso profundo y/o pulso lento	—

que "deficiencia" como término chino puede no tener relación con "deficiencia" en la medicina occidental, tal como "deficiencia de calcio". El término chino se traduce en ocasiones como "vacuidad" o "vacío". En nuestro ejemplo anterior, el hombre de negocios tenía una constitución excesiva y la abuela una deficiente. El ginseng y los tónicos están contraindicados en condiciones de exceso, las cuales podrían empeorar al tomar estas hierbas. Por otra parte, el ginseng y otros tónicos son el tratamiento ideal para los patrones de deficiencia. En el capítulo 7, entraré en más detalle sobre cómo evaluar la deficiencia.

Un tipo de patrón de deficiencia que requiere precaución al usar los tónicos, en especial el ginseng chino, es la deficiencia con señales de calor. El ginseng chino está contraindicado en patrones que incluyen señales de calor.

Calor contra frío

El paciente con calor no necesariamente tiene fiebre, pero de inmediato puede notarse el calor. Por lo general sienten calor subjetivamente, incluso si su temperatura es de 37°C. Puede tener el rostro rojo, estar agitado e inquieto y su pulso será casi siempre acelerado. El paciente frío puede, de la misma manera, tener una temperatura corporal normal, pero sentirá frío. Estará pálido y su pulso será lento. El ginseng asiático y otros tónicos que producen calor no son apropiados para la automedicación en pacientes deficientes con señales de calor. Por el contrario, el ginseng americano es ideal para el paciente con calor y deficiente. Explicaré la diferencia entre estos dos ginseng más adelante en esta sección. Las hierbas tonificantes se clasifican en las que producen calor y en las que enfrían y se seleccionan para un paciente particular basándose en las señales de frío o de calor respectivamente.

TABLA 1.3
LISTA DE REVISIÓN PARA EXTERIOR E INTERIOR

Exterior	Interior
Los síntomas se localizan en los órganos externos (piel, músculos, articulaciones, membranas mucosas, pulmones)	Los síntomas se localizan en los órganos internos (aparato digestivo, corazón, riñones, vejiga, útero, etc.)
El pulso flota cerca de la superficie de la piel —	Pulso profundo hacia los huesos de la muñeca
Fiebre —	
Dolor de cabeza —	
Aversión al frío —	
Aversión al viento —	
Dolor muscular —	
Dolor en articulaciones —	
Congestión nasal —	
Tos —	
Capa delgada y blanca en la lengua —	

EXTERIOR CONTRA INTERIOR

Los términos "exterior" e "interior" se refieren a las áreas del cuerpo donde predominan los síntomas. Los patrones externos tienen una concentración de síntomas en la superficie del cuerpo: la piel, los músculos y las membranas mucosas. La mayoría de las enfermedades agudas comunes, como los resfriados o la gripe, las alergias, los dolores musculares y en las articulaciones, los dolores de cabeza y las erupciones en la piel, son exteriores. Otros padecimientos sin manifestaciones tan externas se consideran interiores. El ginseng y otros tónicos están contraindicados en todos los padecimientos exteriores, a su vez los pueden agravar las hierbas. Esto significa que si está tomando ginseng y se resfría, debe dejar de tomarlo, hasta que el padecimiento agudo pase. Los patrones exteriores e interiores pueden también caracterizarse por calor o frío, pero para los propósitos de este libro, debe saber que para los síntomas superficiales pronunciados, por lo general está contraindicado el ginseng y las otras hierbas tonificantes. También advierta que si tiene una enfermedad, debe consultar al médico, ya sea occidental o chino, en lugar de intentar automedicarse con hierbas tonificantes.

Conclusión

Si analizó su constitución física y los síntomas con las listas que aparecen en este capítulo, le será posible determinar si el ginseng le es favorable, cuál tomar y qué otras hierbas tonificantes o fórmulas son mejores para usted. Recuerde esto: los tónicos son para constituciones deficientes. Pueden utilizarse en circunstancias especiales para mejorar el desempeño, por ejemplo, los atletas, porque tienen una constitución deficiente en relación con el nivel de su actividad. Las personas sanas que están bajo tensión pueden utilizarlas con precaución. Hablaré acerca de el uso de las hierbas tonificantes para los atletas en el capítulo 11. Generalmente es mejor que los atletas tomen una fórmula tonificante balanceada, como lo hacen los atletas chinos, en lugar de simplemente tomar ginseng.

TABLA 1.4

EL PULSO Y LA LENGUA EN LAS SEIS CATEGORÍAS

Caliente	Frío	Exceso	Deficiente	Exterior	Interior
Pulso	Lento	Ancho	Angosto	En la superficie	Profundo
Lengua	Pálida				
Lengua	Blanca	Grueso	Sin capa o capa delgada		

Capítulo 2

EL ABUSO DEL GINSENG

A finales de la década de los años setenta, el "síndrome de abuso del ginseng" fue una gran noticia en los círculos herbolarios, debido a un artículo que apareció con ese título en el *Journal of the American Medical Association*. En el cual se hablaba acerca de un investigador que había localizado a 133 personas, las cuales tomaban el ginseng desde hacía tiempo y manifestaban síntomas de insomnio y presión arterial alta, y en otros casos diarrea, erupciones en la piel y nerviosismo. Sin embargo la investigación se llevó a cabo de manera escueta. El autor no preguntó a los participantes qué clase de ginseng utilizaban ni identificó ninguna de las hierbas que bebían estas personas. Tampoco analizó el hecho de que los individuos sujetos a estudio tomaban cafeína, algo que era evidente por la información referida. De manera que, los efectos adversos debieron etiquetarse como el "síndrome de abuso de ginseng-cafeína". En el capítulo 6, hablaré más sobre el problema de tomar ginseng y otros tónicos junto con los estimulantes.

Las compañías herbolarias estadunidenses atacaron de inmediato el artículo aparecido en el *Journal*, enfocándose en uno de sus productos con mayor venta. Usted puede consultar cualquier texto médico chino y sabrá que el uso prolongado de ginseng puede producir insomnio e hipertensión, junto con palpitaciones cardiacas, tensión muscular y dolor de cabeza. No obstante, el autor del artículo aparecido en el *Journal*, aunque su investigación no fue del todo acertada, descubrió algunos hechos básicos sobre el ginseng.

Toxicología del Ginseng

En general, el ginseng tiene poca toxicidad y es mucho más seguro que los medicamentos farmacéuticos que se venden sin receta médica y que puede comprar en cualquier farmacia. En los estudios de toxicología humana efectuados en Rusia, una solución de ginseng de aproximadamente 354 mililitros, 3% alcohol y 97% agua, causó una manifestación ligera de inquietud. Éste es un efecto secundario común al usar el ginseng. No obstante, 708 mililitros produjeron los síntomas de una sobredosis: erupción sistémica, comezón, mareo, dolor de cabeza o fiebre. En casos graves hubo sangrado. Una dosis única, el equivalente aproximado a dos cuartos de la solución ha causado la muerte.

Es difícil saber con exactitud si la información anterior se consideró en dosis de raíces enteras o de productos disponibles, por-

Contraindicaciones para tomar el ginseng chino:

- Señales de calor (véase capítulo 1)
- Señales de exceso (véase capítulo 1)
- Presión arterial alta (puede ser adecuado en casos leves o moderados)
- Cualquier enfermedad aguda, como resfriados, gripe o ataques de alergia
- Cualquier padecimiento doloroso o inflamatorio
- Tendencia a que sangre la nariz
- Sangrado menstrual excesivo
- Embarazo
- Infancia (los niños no deben utilizar el ginseng, a no ser que los recete un médico con licencia)
- El uso habitual de estimulantes (cafeína, efedrina, mahuang)

que el número de raíces en las soluciones no se especificó en la investigación. Observe que esta investigación mostró efectos inmediatos de dosis única. Alguno de estos síntomas pueden presentarse con dosis más bajas, cuando el ginseng se toma durante periodos prolongados.

Uno o varios de los síntomas menores anotados anteriormente son efectos secundarios muy comunes del abuso excesivo del ginseng. Los chinos han sabido esto debido a varios miles de años de observación y están conscientes de que deben dejar de tomar ginseng, si se presentan cualesquiera de estas señales. Síntomas de exceso, de calor, enfermedades graves o padecimientos dolorosos. Las listas siguientes muestran las contraindicaciones para los posibles efectos secundarios del uso del ginseng.

Posibles efectos secundarios del uso regular del ginseng:

* Diarrea
* Dolor de cabeza
* Irritabilidad
* Insomnio
* Comezón
* Fiebre ligera
* Sangrado de la nariz
* Urticaria
* Ojos rojos e irritados
* Inquietud
* Tensión muscular, especialmente en el cuello y los hombros
* Palpitaciones del corazón
* Sangrado menstrual abundante
* Presión arterial alta (con uso prolongado)

Estudio de un caso

El herbolario Jonathan Treasure, de Oregon, presentó en el *Medical Herbalism*, el estudio de un caso de abuso del ginseng. Se trata de un hombre de cuarenta años, que había llevado una dieta vegetariana (ningún producto animal) durante cuatro años. Estaba agotado y deprimido, por lo que empezó a tomar ginseng para "mejorar". Tomó dos cápsulas de raíz de eleutero (ginseng siberiano) y dos ampolletas de ginseng coreano, una forma líquida de ginseng disponible en las tiendas asiáticas y en algunas tiendas naturistas, cinco días a la semana. Después de aproximadamente tres meses, empezó a padecer dolores de cabeza. Continuó tomando el ginseng y finalmente tuvo un sangrado severo por la nariz, así como dolor de cabeza muy intenso. También estaba somnoliento y tenía una sensación de pesadez. Estos síntomas duraron cuatro días. Disminuyó la dosis de ginseng a tres días a la semana, por decisión propia.

Este hombre consultó por primera vez a Treasure tres semanas después de que sangró por la nariz. Se quejó de depresión, una curación lenta de las infecciones, así como de entumecimiento y cosquilleo en las extremidades. Los síntomas sugerían una deficiencia de vitamina B_{12} y de otras vitaminas. La vitamina B_{12} no está presente en una dieta vegetariana. Treasure recomendó inyecciones de B_{12}, B_{12} oral y un complejo multivitamínico y con minerales. También recetó al hombre una hierba para la depresión y le recomendó eliminar el ginseng. Los síntomas del paciente en este punto reflejaban su padecimiento implícito original, más que los efectos del ginseng. El paciente no regresó a su siguiente visita, pero Treasure lo vio después y dijo que estaba "mejor". ¡Había empezado a tomar nuevamente el ginseng!

En este paciente su problema de salud no fue el resultado de tomar ginseng, cuando no debía.De haber sido así, las reacciones secundarias se hubieran presentado con mucha mayor rapidez que los tres meses que tardaron en aparecer. Él es un ejemplo de que no debemos esperar que el ginseng sustituya una dieta y un estilo de vida razonables. Su deficiencia se debió al menos en parte a su dieta excesiva, que no era adecuada para su constitución. También tomó ginseng durante demasiado tiempo. Lo normal es tomar ginseng durante seis u ocho semanas y después suspenderlo totalmente durante una o dos semanas. Él tomó demasiado; la mitad de esa dosis habría sido más apropiada para un uso a largo plazo. Finalmente, no conocía los síntomas de una sobredosis y continuó tomando el ginseng a pesar de que se presentaron.

Mi historia

Si toma ginseng cuando no lo necesita, pueden presentarse efectos adversos con mayor rapidez que en el caso antes mencionado. Mi propia historia ilustra esto a la perfección. En la década de los años ochenta, antes de que supiera cómo usar el ginseng adecuadamente, iba a asistir a una convención donde tendría que estar presente varios días, en las juntas de la directiva durante muchas horas. El lugar tenía una altitud superior a la que yo estaba acostumbrado. No estaba particularmente deficiente, pero consideré que me fortificaría para soportar la tensión si tomaba ginseng, algo que nunca había hecho. Tomé tres o cuatro tabletas al día de un producto comercial de alta calidad, junto con vitamina C extra. También bebí mucho café mientras estuve allí. No soy la clase de persona que comúnmente toma ginseng, pues tengo una constitución robusta, soy activo y propenso a desarrollar con facilidad señales de calor.

Continué tomando el ginseng (y bebiendo café) durante una semana después de la convención. Una noche, mientras trataba de dormir, noté que mi pulso era de noventa pulsaciones por minuto y que tenía palpitaciones en el corazón. En mi familia los hombres son propensos a enfermedades cardiacas, por lo que me hicieron una revisión completa del corazón. Los médicos no encontraron nada mal. Finalmente supuse que el ginseng causaba los síntomas; dejé de tomarlo y los síntomas desaparecieron. Mi historia ilustra dos puntos: no tome ginseng si no lo necesita y no lo tome junto con estimulantes. Analizaré este punto más adelante, en el capítulo 6.

Abuso a gran escala

Escuché los reportes de dos hombres que sistemáticamente abusaron del ginseng durante años. Sus historias muestran la insensatez de tomar en grandes dosis esta medicina magnífica. Los hombres comerciaban con el ginseng, por lo que tenían acceso ilimitado a raíces de alta calidad de China. Uno de sus colegas en el comercio del ginseng me contó sus historias. Ambos hombres eran jóvenes cuando empezaron a tomar ginseng y probablemente no lo necesitaban. Lo tomaron con regularidad durante 15 o 20 años, en ocasiones con dosis altas. ¡Uno de estos hombres se comió en una sentada toda una raíz de ginseng chino!

Los dos hombres empezaron a presentar signos de envejecimiento prematuro, cuando tenían poco más de 40 años. El cabello de uno de ellos se encaneció por completo en tan sólo un año. El otro hombre, después de la ocasión en que consumió una raíz completa, se sintió tan mal que tuvo que retirarse del negocio . Se fue a un monasterio, donde envejeció en el transcurso de un año.

Para la medicina china, la esencia de la vida y el desarrollo se encuentra en el riñón; el envejecimiento prematuro se considera como una señal de disminución de esta esencia. La cual disminuye en forma natural cuando envejecemos, pero el ejercicio excesivo y la actividad sexual pueden agotarla prematuramente. Es probable que estos hombres cuando eran jóvenes decidieron utilizar el ginseng para respaldar un nivel alto de actividad y estimulación, no natural, durante años. Literalmente "vivieron" parte de sus últimos años anticipadamente. Su historia no es en realidad una advertencia al público; es más bien una llamada para usar sabiamente el ginseng. En forma indirecta, es también un testimonio de la seguridad intrínseca del ginseng. Ya que, a pesar del abuso, los dos hombres conservaron una salud aparentemente normal durante años, antes de que se presentaran los síntomas descritos.

Mal uso en Norteamérica

En las décadas de los años setenta y ochenta, durante 12 años dirigí tiendas naturistas con departamentos de hierbas. En esa época observé que muchas personas compraban ginseng. No recuerdo haber visto a un solo comprador que pareciera necesitarlo. La mayoría eran personas jóvenes, hombres agresivos que ya tenían suficiente energía y que deseaban aumentar su nivel de actividad o sus proezas sexuales. Éste el es tipo de persona que con mayor facilidad puede desarrollar el síndrome de abuso del ginseng. Los chinos creen desde hace mucho tiempo que el ginseng puede aumentar la sabiduría, pero en primer lugar, ¡es necesaria un poco de sabiduría para usarlo adecuadamente!

Advierto especialmente que no debe tomar grandes dosis de ginseng. La dosis para un uso tónico normal es de unas cuantas rebanadas pequeñas de la raíz. ¿Qué sucede si una persona sana toma una dosis mayor, como el comerciante del ejemplo anterior? No es posible que beneficie el sistema de esa persona y podría dañarlo bastante.

Éstos son algunos consejos para evitar los síntomas del abuso del ginseng:

❋ Tome el ginseng sólo si lo necesita.

❋ No tome el ginseng continuamente (suspéndalo durante una o dos semanas cada seis u ocho semanas).

❋ Deje de tomar el ginseng cuando éste haya cumplido con su misión; una vez que ya no esté deficiente o si empieza a mostrar signos de exceso, significa que ya no lo necesita.

❋ Deje de tomar el ginseng, si se presentan los efectos secundarios descritos anteriormente. Las primeras señales generalmente son inquietud y tensión en el cuello y hombros.

❋ No tome el ginseng junto con la cafeína u otro estimulante.

❋ Suspenda el ginseng cuando tenga un resfriado, gripe u otra enfermedad aguda.

INVESTIGACIÓN CIENTÍFICA SOBRE EL GINSENG

El ginseng asiático es sin duda la planta medicinal más estudiada en el mundo. Desde principios de siglo, han aparecido más de 3 mil artículos sobre la investigación científica del ginseng o sus componentes. La mayor parte de los estudios se han llevado a cabo en Asia y en Rusia y casi todos entran en una de dos categorías:

1) estudios de los componentes químicos del ginseng y 2) estudios del efecto del ginseng o de sus componentes en los animales.

Dado el gran volumen de estos estudios sobre el ginseng, sorprendentemente hay pocos estudios llevados a cabo con humanos, en especial estudios clínicos de doble ciego, que son la base de oro de la prueba científica. La mayoría de estos estudios incluyen el ginseng asiático y hay muy poca investigación disponible sobre el ginseng americano. En esta sección, revisaré la investigación sobre el ginseng, discutiré sus componentes y explicaré cómo consideran los científicos que el ginseng produce una amplia variedad de acciones medicinales.

CAPÍTULO 3

INVESTIGACIÓN SOBRE EL GINSENG

Estudio anterior sobre el ginseng

L a investigación científica del ginseng se inició a mediados del siglo XIX, aproximadamente al mismo tiempo que se desarrollaba el enfoque científico moderno. Debido a su fama como medicina, el ginseng atrajo la curiosidad de algunos de los primeros investigadores médicos.

Componentes del ginseng

En 1854, el científico estadunidense, Garriques aisló un componente del ginseng americano llamado "panaquilona". El ruso Davydow aisló un componente similar del ginseng chino cinco años antes. En 1915, los investigadores en Japón y Corea aislaron componentes similares y los identificaron como *saponin glycosides*. Hablaré acerca de estas sustancias, que en la actualidad se llaman ginsenosidas o panaxosidas, más adelante en este capítulo. Otras sustancias aisladas incluyeron un ácido graso y un aceite esencial.

Primera investigación con animales

La investigación acerca de los efectos del ginseng en animales se inició a principios de este siglo. Los efectos estimulantes sobre el sistema nervioso central, las acciones defensivas contra el estrés y las propiedades que elevan el metabolismo y disminuyen el azúcar en la sangre, así como sus cualidades antiarterioscleróticas y afrodisiacas se demostraron en animales en la década de los años veinte. Más notablemente, los investigadores demostraron incluso que el ginseng afecta todo el sistema, no sólo un órgano o mecanismo de éste. El primer libro publicado sobre la investigación del ginseng, *History of Ginseng*, contenía 66 investigaciones y se publicó en 1936.

La investigación del doctor I.I. Brekhman

La investigación sobre el ginseng declinó antes y durante la Segunda Guerra Mundial. El adelanto real en la investigación del ginseng tuvo lugar en Rusia, a finales de las décadas de los años cuarenta y cincuenta. Encabezado por el doctor ruso, Itskovity I. Brekhman, un equipo de científicos llevó a cabo extensos experimentos sobre el ginseng en animales y en humanos. Su trabajo fue un adelanto importante, puesto que encontraron una manera para describir la acción del ginseng y de otras hierbas tonificantes en términos occidentales.

La acción del ginseng había sido un misterio para la mayoría de los científicos occidentales, puesto que no conocían los principios de la medicina china tradicional. No se puede decir simplemente que el ginseng tiene propiedades "tonificantes" en un artículo científico o que "desarrolla el *chi*". Incluso si los científicos convencionales estudiaran la medicina china, los resultados de su trabajo tendrían que traducirse en términos occidentales, para reportar los resultados. Quizá la contribución más importante del equipo de Brekhman a la investigación del ginseng fue desarrollar un equivalente científico de la palabra "tónico".

La teoría del adaptógeno

Brekhman y sus colegas inventaron el término *adaptógeno*. Un adaptógeno es una sustancia que permite al cuerpo como unidad responder ante el estrés no específico. Una vacuna contra la gripe podría fortalecer la respuesta del cuerpo ante el virus de la gripe o las medicinas contra la malaria podrían proteger contra dicha enfermedad, pero un adaptógeno protegerá contra una amplia gama de estresantes: falta de sueño, ejercicio físico, trauma, calor, frío, tensión por exceso de trabajo, infección, cáncer e incluso radiación. Un adaptógeno hace esto, no con la fuerza de su propia actividad química, sino fortaleciendo los propios mecanismos de respuesta innatos del cuerpo.

Otras propiedades de un adaptógeno, en el modelo ruso, son que no es tóxico y que puede tomarse como alimento. Las sustancias adaptogénicas tienden también a normalizar las funciones del cuerpo, mejorándolas, si son deficientes, y reduciéndolas, si son excesivas. Los adaptógenos están recibiendo un mayor reconocimiento entre los científicos occidentales como tratamientos para el estrés y la fatiga.

Publicación

En 1957, después de dirigir una gran investigación sobre el ginseng, que incluía estudios en animales y humanos, Brekhman publicó los resultados en ruso, en el libro *Zenshen*. Había demostrado el principio de resistencia no específica sometiendo a los animales a una amplia variedad de tensiones y comparando el comportamiento o la salud de los grupos tratados con ginseng con los de los grupos no tratados. También demostró una mejor resistencia a los estresantes y un mejor desempeño atlético en los humanos.

Por desgracia, la mayor parte de esta investigación se encuentra en Rusia y no es accesible para la mayoría de los científicos occidentales. Esto ha originado que muchos críticos occidentales lleguen a la conclusión de que el ginseng se ha investigado muy poco.

Brekhman continuó estudiando otras plantas chinas y rusas y descubrió propiedades adaptogénicas en el *Eleutherococcus* senticosus ruso, conocido en el Oriente como raíz de eleutero o ginseng siberiano. La raíz de eleutero, aunque no es tan versátil o poderosa como el ginseng asiático, ha llegado a ser una medicina común contra el estrés en Rusia y en Estados Unidos.

El papel de los ginsenósidos

En las décadas de los años cincuenta y sesenta, los científicos japoneses y rusos identificaron la *saponina glucósida* que se había descubierto a principios de siglo. Los grupos japoneses Shibata y Tanaka encontraron 13 clases diferentes de saponinas en el ginseng chino y las nombraron ginsenósidos. También se descubrió un compuesto aromático llamado "panacena". Desde entonces, la mayor parte de la investigación sobre el ginseng se ha enfocado en estudiar estos componentes aislados y no toda la raíz del ginseng. Muchas de las propiedades del ginseng se atribuyeron a estos compuestos.

Durante los últimos seis años, los investigadores coreanos, utilizando técnicas de aislamiento más complejas, han descubierto que algunas de las propiedades atribuidas a los ginsenósidos se debían en realidad a impurezas (otros componentes del ginseng) en las extracciones previas. La investigación coreana actual se enfoca en estos otros componentes y no en los ginsenósidos. Hablaré acerca de los ginsenósidos y otros componentes con mayor detalle en el capítulo 4.

Resumen de los descubrimientos de las investigaciones

La investigación de los usos médicos del ginseng ha cubierto una amplia gama de padecimientos. Los resumiré aquí en orden alfabético.

Envejecimiento

Los chinos han tomado el ginseng como un tónico contra el envejecimiento desde antes de que se iniciara la historia médica registrada. Aunque es difícil diseñar un juicio clínico para evaluar el incremento en los años de vida, la investigación apoya la existencia de este efecto contra el envejecimiento. En una variedad de estudios, los científicos han demostrado que el ginseng retarda la degeneración de las células, promueve la proliferación celular y alivia los problemas de salud generales asociados con el envejecimiento.

El ginseng es también un antioxidante que ayuda a que el cuerpo libere los destructivos radicales libres que los científicos creen juegan un papel importante en el envejecimiento. Cuando esta evidencia se combina con otros efectos anotados a continuación (mejora la inmunidad, disminuye la presión arterial, alivia el estrés, protege el hígado, contrarresta la arterioesclerosis y la diabetes y en general desintoxica el cuerpo) parece razonable llegar a la conclusión de que el ginseng puede extender la vida.

Desintoxicación de alcohol

Un experimento sobre la desintoxicación de alcohol se llevó a cabo con hombres sanos voluntarios de entre 25 y 35 años de edad. Los cuales se abstuvieron de beber alcohol y ginseng durante una semana, antes de la prueba y después bebieron 74 mililitros de alcohol de 50° por cada 63.5 kilos de peso corporal (el equivalente a tres o cuatro copas), durante un periodo de 45 minutos. Los investigadores midieron entonces los niveles de alcohol en la sangre.

Una semana después, el experimento se repitió, pero en esta ocasión, se añadió al alcohol el equivalente a 3 gramos de ginseng, en forma de extracto, por cada 63.5 kilos de peso corporal. En esta ocasión, el 70% de los voluntarios tuvieron niveles de alcohol en la sangre entre un 30 y 50% más bajos que en la prueba anterior. Los experimentos con animales revelaron resultados similares y también demostraron cómo el ginseng mejora la desintoxicación de alcohol: incrementa la actividad de la deshidrogenasa del alcohol y de la deshidrogenasa de los aldehidos, dos enzimas del hígado responsables de la desintoxicación de alcohol.

Anemia

Los médicos chinos tradicionales usan el ginseng para tratar la anemia. Los experimentos científicos verificaron esta propiedad que tiene el ginseng de restablecer la sangre. En un estudio, 50 pacientes que no habían respondido a medicamentos contra la anemia fueron tratados con ginseng; mostraron un incremento de los glóbulos rojos y mejoraron los síntomas subjetivos de la anemia. Varios estudios han demostrado también que el ginseng aumenta los niveles de los glóbulos blancos y las plaquetas, componentes de la sangre responsables de la coagulación.

Desempeño atlético

La primera prueba controlada sobre los efectos del ginseng en los humanos se llevó a cabo en 1948, por científicos rusos. El investigador, doctor I.I. Brekhman, dio un extracto de ginseng a un grupo de 50 soldados, unas horas antes de que tomaran parte en una carrera de tres kilómetros. Otros 50 soldados recibieron un placebo: una cucharada de agua con sabor. Los soldados que tomaron ginseng terminaron la carrera en un promedio de 14 minutos y 33 segundos. Los soldados que recibieron el placebo, tardaron en promedio 53 segundos más para terminar la carrera. Brekhman comentó sobre los resultados: "Supongamos por un momento que los dos grupos llevaban bastones con mensajes importantes... aquéllos que bebieron ginseng habrían entregado su mensaje 45 minutos antes". Pruebas posteriores efectuadas por los rusos mostraron que algunas otras hierbas tonificantes, incluyendo la raíz de eleutero, afectaron positivamente el desempeño atlético.

La investigación subsecuente con los humanos ha demostrado que el ginseng:

- Incrementa la capacidad y el poder aeróbicos
- Disminuye el ritmo cardiaco máximo en pruebas de ejercicio estandarizadas
- Acelera el regreso del ritmo cardiaco a la normalidad después del cansancio
- Disminuye el aumento de los niveles de ácido láctico después del ejercicio (el ácido láctico es responsable del dolor muscular después del ejercicio)
- Mejora el tiempo de reacción

Los animales también mostraron un mejor desempeño durante el ejercicio vigoroso, después de darles ginseng. La investigación indicó que:

- Utilizan menos glucógeno almacenado
- Tardan más tiempo en agotarse
- Mejoran en casi todas las medidas de desempeño

Cáncer (véase también inmunidad)

El ginseng no es una cura para el cáncer, pero los estudios clínicos han mostrado que puede reducir los síntomas y mejorar los sistemas inmunológicos debilitados de los pacientes. El ginseng puede usarse solo o junto con medicamentos contra el cáncer para aumentar su efectividad o reducir los efectos secundarios.

Un grupo de 100 pacientes, que padecían cáncer gástrico, de colon y de páncreas, fueron tratados durante tres meses con un componente aislado del ginseng llamado prostisol. En el 75% de los pacientes, las inyecciones evitaron la reincidencia de cáncer y el desarrollo de tumores y mejoraron el conteo de los glóbulos rojos y de las medidas sanguíneas de inmunidad.

En otro estudio, 150 pacientes que padecían cáncer rectal, de mama y de ovarios, tomaron ginseng oralmente durante 30 o 60 días y evitaron que la enfermedad progresara. Los conteos de los glóbulos blancos y otras medidas de inmunidad mejoraron. El ginseng normalizó también la temperatura corporal de un paciente en el grupo que había tenido fiebre inducida por los tratamientos con radiaciones.

En los pacientes que recibieron terapia con radiaciones y quimioterapia, el ginseng mejoró los efectos de estas terapias.

En estudios con animales, el ginseng aumentó la resistencia de los animales a los agentes que causan el cáncer e incrementó la actividad de las células mortales naturales (glóbulos blancos especialmente importantes en la lucha contra los tumores).

Cuando implantaron tumores a ratones, los extractos de ginseng mejoraron mucho la respuesta del sistema inmunológico, causando una reducción del 33-50% en el peso del tumor.

Sistema cardiovascular

El ginseng puede mejorar muchos aspectos de la enfermedad cardiovascular, incluyendo la presión arterial, el flujo de sangre hacia el corazón, los niveles de lípidos en la sangre y la arterioesclerosis.

Presión arterial. Los efectos del ginseng en la presión arterial alta en los animales, tales como los efectos en el sistema nervioso central, son contradictorios. Las dosis pequeñas aumentan la presión arterial, mientras que las dosis altas la disminuyen. No tome esto como un consejo para tomar una dosis alta de ginseng, si tiene presión arterial alta; las pruebas con animales con frecuencia no se traducen bien a la experiencia clínica humana y los chinos consideran que el ginseng está contraindicado en los humanos con presión arterial muy alta. Algunos científicos opinan que el ginseng eleva la presión arterial baja y que disminuye ligera o moderadamente la presión arterial elevada. Esto está relacionado con la acción de un adaptógeno.

En el estudio de un caso reportado por el investigador ruso I.M. Popov, un paciente de sexo masculino, de 56 años de edad, con presión arterial alta y un nivel de colesterol en la sangre de más de 325 mg-% (el límite superior de colesterol normal en la sangre es de 200 mg-%) no respondió a ningún medicamento convencional. Tomó extracto de ginseng dos veces al día durante dos semanas y después una vez al día durante otras dos semanas. Al final de este periodo, su presión arterial había vuelto a la normalidad y su colesterol sérico había disminuido a 225 mg-%.

Flujo de sangre hacia el corazón. Algunas pruebas con animales demostraron que el ginseng dilata las arterias coronarias, incrementando así el flujo de sangre hacia el corazón.

Arterioesclerosis. La arterioesclerosis es el endurecimiento de las arterias y la formación de una placa que contribuye a padecer presión arterial alta, ataques cardiacos, ataques de apoplejía y otros padecimientos similares. En experimentos clínicos, el ginseng ha disminuido los niveles totales de colesterol en la sangre y de triglicéridos (medidas importantes del riesgo de arterioesclerosis) y disminuido los niveles del "buen" colesterol HDL. Los síntomas subjetivos de arterioesclerosis, como el insomnio, las extremidades frías, entumecimiento de las extremidades y palpitaciones del corazón, mejoraron también después de que se administró el ginseng.

Los extractos de ginseng han disminuido también los niveles de lípidos en la sangre, y los depósitos de grasa en los órganos y en las venas de los animales en estudio. El tratamiento preventivo con ginseng evitó el aumento de peso y la arterioesclerosis en animales alimentados con una dieta con un alto contenido de grasa.

El sistema nervioso central

En la investigación con animales, los científicos descubrieron que el ginseng tiene un doble efecto sobre el sistema nervioso central. Diferentes sustancias químicas que normalmente están presentes en el cerebro pueden estimular o inhibir la respuesta nerviosa. El equilibrio de estas sustancias determina si el sistema se activa o se seda. Parece que el ginseng aumenta el proceso de estimulación y el de inhibición. De alguna manera, tiene efectos más estimulantes en dosis bajas en los animales y efectos más sedantes en dosis altas. Estas dosis altas en las pruebas con animales tal vez no tengan relación con las dosis clínicas para los humanos. En dosis más bajas, el ginseng tiene el mismo efecto estimulante que la cafeína en los animales. En el uso tradicional chino, el ginseng aumenta el estado alerta y calma la ansiedad. El nerviosismo en los humanos es una de las primeras señales de una sobredosis.

Diabetes

El ginseng no cura la diabetes, pero puede aliviar algunos de sus síntomas y ayudar a disminuir la dosis de insulina requerida. El ginseng puede ser muy benéfico en casos leves y moderados de diabetes. En los casos leves, el ginseng puede reducir el nivel de azúcar en la orina y en la sangre. En los casos moderados, no tiene este efecto en un grado significativo, pero disminuye síntomas tales como fatiga, sed y la pérdida de libido. El ginseng no debe considerarse como un sustituto de la insulina, de los medicamentos antidiabéticos o de una dieta prudente.

TRACTO GASTROINTESTINAL

El ginseng tiene aparentemente un efecto preventivo contra la úlcera péptica. Sin embargo, los reportes de las investigaciones son contradictorios y algunos científicos aconsejan no usar el ginseng en enfermedades ulcerativas activas.

INMUNIDAD

Una dosis baja a largo plazo de ginseng aumenta la resistencia de los animales a las enfermedades. También mejora la respuesta inflamatoria ante los irritantes. Las dosis altas en animales tienen el efecto contrario.

Los extractos de raíz de ginseng incrementan la actividad de un grupo de células inmunológicas que cubren los organismos extraños. Los ratones desarrollaron niveles más altos de anticuerpos ante las células sanguíneas extrañas inyectadas, cuando se les aplicó un tratamiento preventivo con ginseng.

APRENDIZAJE

Durante la década de los años cincuenta, el científico búlgaro, Vesselin Petkov, dirigió una investigación sobre el efecto del ginseng en la función del aprendizaje y en la capacidad cognoscitiva. En experimentos de aprendizaje condicionado (en lo cuales, por ejemplo, el experimentador proporciona una descarga eléctrica leve a un animal, después de tocar una campana), los animales aprenden a asociar dos estímulos diferentes. Más adelante, si tocan la campana y no reciben la descarga, el animal responderá como si estuviera a punto de recibir dicha descarga.

Petkov demostró que humanos y animales aprenden las asociaciones con mayor rapidez cuando son tratados previamente con ginseng. También mostró que desaprenderán con mayor rapidez;

si el experimentador deja de proporcionar el segundo estímulo, los animales y los humanos tratados con ginseng aprenden a olvidar más rápidamente que los no tratados. Petkov demostró que los efectos adaptogénicos del ginseng no son únicamente físicos, sino que se extienden también hacia el ámbito de la psicología y el aprendizaje.

Trastornos del hígado

En los animales, el tratamiento preventivo con ginseng los protege contra las toxinas del hígado y acelera la regeneración del hígado después del daño experimental. En los humanos, el ginseng, junto con los tratamientos convencionales, mejora el tiempo de recuperación de los pacientes con hepatitis-B y evita que la hepatitis aguda progrese hasta el nivel crónico. El ginseng puede asimismo proteger el hígado del envenenamiento con metales pesados; aumenta la excreción de plomo, mercurio y cadmio en la orina.

Menopausia

En un estudio clínico, se dio ginseng en polvo a 83 pacientes menopáusicas, durante ocho semanas. Los síntomas de la menopausia, tales como bochornos, debilidad y cansancio desaparecieron en 70 de las 83 pacientes.

Metabolismo

El ginseng aumenta la síntesis de proteínas y ácidos nucleicos marcadores del ritmo metabólico. El ginseng puede elevar el ritmo metabólico basal de los animales a los que se les ha extirpado la glándula tiroides. Grandes dosis en periodos cortos aumentan la actividad de la tiroides de los conejos, pero las dosis a largo plazo disminuyen la función tiroidea en las ratas. Los estudios efectuados en animales como éstos no siempre tienen la misma validez para los humanos.

Exposición a la radiación

Los experimentos con animales y con humanos han demostrado que el ginseng puede disminuir los efectos de la exposición a la radiación. Esto podría tener importancia clínica para los pacientes con cáncer que reciben tratamiento con radiaciones. Uno de los principales efectos de la exposición a la radiación es la disminución de glóbulos rojos y blancos. Un grupo de pacientes con cáncer que recibían terapia con radiaciones tomó extracto de ginseng durante 30 días. Al final de ese periodo, los niveles bajos de glóbulos rojos y blancos volvieron a la normalidad.

Muchas pruebas con animales han mostrado que el ginseng puede proteger contra la exposición a la radiación. Los conteos de glóbulos rojos y blancos, los factores de coagulación de la sangre y las células cebadas de la piel (responsables de las reacciones hipersensitivas) se recuperaron hasta cierto punto en ratones expuestos a la radiación. La recuperación de la lesión a la médula ósea y de los órganos responsables de la formación de los glóbulos rojos se aceleró cuando se les suministró extracto de ginseng.

Un investigador japonés, el doctor M. Yonezawa, asegura que el ginseng parece ser el agente disponible más útil para proteger contra el daño causado por radiación.

Función sexual y reproductiva

En Asia el ginseng se ha utilizado desde hace mucho tiempo para tratar la impotencia. Los estudios clínicos han demostrado que el ginseng puede incrementar la producción de espermatozoides y su movilidad. Algunos científicos opinan que el ginseng tiene un efecto estrogénico, pero una revisión de la literatura hizo que se llegara a la conclusión de que la evidencia de esto era insuficiente. En muchos experimentos, se demostró que el ginseng mejoraba el comportamiento sexual de los animales expuestos al estrés.

El ginseng mejora la madurez de los órganos sexuales masculinos y femeninos, prolonga la duración del coito, incrementa la libido y la erección. Parece aumentar la libido mediante la acción directa sobre los centros superiores del cerebro.

Impotencia. Los investigadores rusos descubrieron que el ginseng puede tratar en forma efectiva algunos casos de impotencia. Brekhman dio ginseng a 44 pacientes con impotencia que no habían respondido a ningún otro medicamento. Veintiuno de esos pacientes se recuperaron por completo y otros mejoraron. Popov dio ginseng a 27 pacientes impotentes. Quince se recuperaron por completo y nueve mejoraron. Otra investigación mostró que el ginseng ayudó a aliviar la impotencia en pacientes diabéticos.

Regulación hormonal. Los estudios con animales indican que el ginseng puede aumentar la secreción de la hormona luteinizante, que lleva a cabo la glándula pituitaria. Esta hormona a su vez regula la secreción de testosterona en el hombre. Tiene una acción más compleja en la mujer, pero es una hormona clave en la regulación del ciclo menstrual y es la hormona principal que desencadena la ovulación. En los humanos, tales efectos hormonales no se presentan con dosis bajas de ginseng (1 gramo/día), pero son evidentes con dosis de 3 o más gramos al día.

El estrés y la fatiga

La mayoría de los experimentos sobre el ginseng y el estrés se ha llevado a cabo con animales. Se han publicado cientos de estos experimentos y los resultados han sido consistentes. Con el ginseng, los animales reaccionan mejor ante estresantes tales como calor, frío, descarga eléctrica, vibración, presión atmosférica baja e inmovilización. En los animales, el ginseng previene el deterioro de las glándulas suprarrenales, bazo, timo y tiroides, glándulas que normalmente disminuyen en tamaño bajo condiciones estresantes. Las gallinas a las que se les da ginseng mantienen mejor la producción de huevos en clima frío (la producción disminuye normalmente debido al estrés del frío).

Un síntoma típico de estrés severo es el trastorno del deseo sexual y del ciclo sexual. En una serie de pruebas con animales, los ratones estuvieron sujetos a estrés experimental y después se observó su comportamiento sexual. Como se esperaba, el comportamiento sexual se afectó. En un grupo de ratones que recibieron ginseng inmediatamente después del estrés, el comportamiento sexual fue casi normal.

En los humanos, el ginseng fortalece la habilidad del cuerpo para adaptarse a los cambios de temperatura y tiene un efecto profundo contra la fatiga.

El doctor Stephen Fulder, de Gran Bretaña, probó los efectos del ginseng contra la fatiga , con un grupo de enfermeras del turno nocturno. Cuando las enfermeras tomaron extracto de ginseng, estuvieron más alertas y se sintieron menos cansadas que cuando no lo tomaron. También tuvieron un mejor resultado en las pruebas de velocidad y coordinación.

El doctor M. A. Medvedev, de Rusia, llevó a cabo un experimento similar con un grupo de operadores de radio que utilizaban la clave Morse. El grupo que tomó ginseng no transmitió la clave con mayor rapidez, pero cometió sólo la mitad de los errores que el grupo que no había tomado ginseng.

Conclusión

La mayoría de las pruebas con humanos relacionadas con el ginseng no alcanzan los niveles científicos; fueron estudios aislados no verificados por otros investigadores o el diseño de la prueba no tuvo la calidad necesaria para mostrar una prueba científica definitiva.

Sin embargo, *The Lawrence Review of Natural Products*, una publicación científica conservadora que examina las medicinas herbales y otras medicinas naturales, llegó a esta conclusión en su monografía sobre el ginseng: "Numerosos estudios con animales han confirmado el efecto adaptogénico del ginseng... y la evidencia clínica preliminar indica también que dicho efecto puede demostrarse en el hombre. Sin embargo, la dosis adecuada y la duración del uso continúa mal definida."

En el capítulo 8 hablaremos sobre las tradiciones chinas para una guía respecto a la dosis y duración del tratamiento.

Capítulo 4

LOS COMPONENTES DEL GINSENG

> *"Los efectos del ginseng no deben atribuirse a uno o a pocos componentes activos; deben ser los efectos orquestados de un sistema multicomponente todavía no comprendido en su totalidad."*
>
> Florence Lee, *doctora en medicina,*
> *ex directora del Laboratory of Pharmacology,*
> *Korean Ginseng Research Institute*

Por lo general, el ginseng es rico en componentes activos. Muchas plantas medicinales tienen uno o pocos de estos componentes, pero el ginseng puede tener 30 o más. Su acción se debe a estos numerosos componentes que trabajan juntos, como los instrumentos en una sinfonía.

Virtualmente, toda la investigación farmacológica y clínica sobre los componentes del ginseng se ha enfocado en los ginsenosidas (llamados también panaxosidas), que se descubrieron por primera vez en el ginseng. Varias investigaciones clínicas se llevaron a cabo con animales y con humanos, utilizando ginsenosidas aislados y los científicos atribuyeron a éstos muchas propiedades del ginseng. En la actualidad, es común encontrar en las tiendas productos con ginseng "estandarizados como ginsenosidas". La investigación más reciente demostró que algunas de las propiedades que los científicos atribuían a los ginsenosidas pertenecen en realidad a otros componentes de la planta, pero no se ha demostrado que otros componentes específicos sean responsables de la actividad del ginseng.

LOS GRUPOS QUE COMPONEN EL GINSENG

* Poliacetilenos
* Alcaloides
* Polisacáridos
* Aceites esenciales
* Ácidos grasos
* Esteroides
* Aminoácidos
* Péptidos

* Nucleótidos
* Vitaminas
* Colina
* Almidón
* Pectinas
* Celulosa
* Glicósidos de saponina
  (ginsenosidas, panaxosidas)

Ginsenosidas

Los ginsenosidas son una clase de sustancias químicas llamadas *glucósidos de saponina*. Estas moléculas tienen una espina dorsal sin azúcar, con una o más moléculas de azúcar adjuntas. El nombre "saponina" viene de la palabra inglesa *soap* (jabón), porque las saponinas aisladas forman una espuma jabonosa cuando se agitan en un recipiente cerrado. La mayor parte de los ginsenosidas tienen dos moléculas de azúcar adjuntas a su espina dorsal. Muchas otras hierbas adaptogénicas tienen también glucósidos de saponina como componentes, pero difieren químicamente de los ginsenosidas.

NOMENCLATURA

Los ginsenosidas individuales se diferencian y se nombran de acuerdo con sus propiedades químicas, en una prueba analítica común llamada cromatografía de capa delgada. En esta prueba, una tira de papel químicamente sensible se sumerge en una muestra. Los diferentes componentes de la muestra tienen distintas solubilidades y recorren diferentes distancias por el papel cuando son absorbidas. En la cromatografía de capa delgada, los diferentes componentes aparecen como bandas separadas de color en el papel. Todos los ginsenosidas se llaman "ginsenosida R", con una segunda letra después de la R que describe en orden alfabético su secuencia en el papel de cromatografía. Así, los ginsenosidas se llaman ginsenosida Ra, ginsenosida Rb, ginsenosida Rc, etcétera. En algunos casos, se diferencian más como ginsenosida Ra1, Ra2, Rb1, Rb2, Rb3, etcétera.

Los ginsenosidas en varias especies de ginseng

En total, los científicos han aislado 28 ginsenosidas del ginseng chino, 13 del ginseng americano, 14 del ginseng tienchi y 10 del ginseng japonés. Estas cuatro especies, que tienen propiedades medicinales similares, mas no idénticas, tienen muchos ginsenosidas en común, pero cada una cuenta con una "huella digital" única de su propia mezcla de ginsenosidas. Incluso, puede existir una diferencia en el patrón ginsenosida entre las plantas de la misma especie cosechadas en diferentes sitios. Un estudio coreano encontró ginsenosidas ligeramente diferentes en dos muestras de ginseng americano, una de los Estados Unidos y la otra de Canadá. La tabla 4.1 compara algunos de los ginsenosidas presentes en el ginseng chino y en el americano.

TABLA 4.1

ALGUNOS GINSENOSIDAS QUE SE ENCUENTRAN EN EL GINSENG CHINO Y EN EL AMERICANO

Chino	Americano	Chino	Americano
Ginsenosida Ra_1		Ginsenosida Rd	Rd
Ginsenosida Ra_2		Ginsenosida Re	Re
Ginsenosida Rb_1	Rb_1	Ginsenosida Rf	Rf
Ginsenosida Rb_2	Rb_2	Ginsenosida Rg_1	Rg_1
Ginsenosida Rb_3	Rb_3	Ginsenosida Rg_2	Rg_2
Ginsenosida Rc	Rc	Ginsenosida Rh_1	
		Ginsenosida Ro	Ro

Sopa de ginsenosidas

Los ginsenosidas fueron aislados por primera vez por los investigadores japoneses en la década de los años sesenta. Casi 20 años de investigación subsecuente indicó que los ginsenosidas eran los componentes que daban al ginseng las propiedades para reducir estrés, fatiga y otras más. Cada uno de los ginsenosidas es una sustancia química única y muchos de ellos tienen efectos muy diferentes. Un ginsenosida eleva la presión arterial, por ejemplo, y otro la disminuye. Uno seda el sistema nervioso central y otro lo estimula. Las acciones del ginseng no pueden atribuirse sólo a uno de los componentes y los varios efectos de los diferentes elementos de esta sopa de ginsenosidas pueden contribuir a la versatilidad del ginseng como medicina.

Dudas científicas sobre los ginsenosidas

Florence C. Lee, doctora en medicina, fue directora de Laboratory of Pharmacology, en el Korean Ginseng Research Institute durante la década de los años ochenta. Previamente había estado en la facultad de la St. Louis University Medical School. En su libro *Facts About Ginseng: The Elixir of Life*, publicado en 1992, la doctora Lee dice que una nueva investigación siembra duda sobre gran parte de la investigación previa de los ginsenosidas. El problema surgió cuando los científicos coreanos desarrollaron algunas técnicas de extracción mejores para los ginsenosidas. Las extracciones de ginsenosidas menos refinadas utilizadas al principio de la investigación parecen contener impurezas (componentes del ginseng no ginsenosidas que pueden en realidad haber sido responsables de algunos de los efectos atribuidos a los ginsenosidas). La doctora Lee dice que, al conocerse estos descubrimientos, los científicos coreanos enfocan ahora su atención en esos otros componentes.

El doctor Subhuti Dharmananda, presidente del Institute for Traditional Medicine, en Portland, Oregon, menciona también esta investigación en su estudio "La historias del ginseng", que acompaña un video del instituto sobre el ginseng. En un experimento coreano, un equipo de científicos examinó la acción del ginseng contra la fatiga, la cual duplicó la investigación llevada a cabo décadas antes por los científicos rusos. Esta prueba consistió en registrar cuánto tiempo tardaba un grupo de ratones para nadar hasta quedar exhaustos. A un grupo se le administró ginseng en su dieta durante una temporada antes de la prueba. Los coreanos compararon los resultados de la primera prueba rusa: los ratones alimentados con ginseng nadaron una tercera parte más que los ratones que tuvieron una dieta regular. Al usar los ginsenosidas sumamente purificados en lugar de los extractos de ginseng, el efecto se perdió. Los investigadores coreanos mencionaron el maltol, ácido vanílico, ácido salicílico y varios compuestos fenólicos como "impurezas" que pueden tener propiedades antes atribuidas a los ginsenosidas. La doctora Lee dice que la investigación actual en Corea se enfoca en los compuestos policetilénicos, en los compuestos fenólicos y en los alcaloides, todos los cuales están presentes en cantidades mínimas en el ginseng.

Dudas tradicionales sobre los ginsenosidas

Los científicos chinos y los clínicos nunca han aceptado la teoría de que los ginsenosidas son los únicos componentes activos del ginseng. Por ejemplo, aunque están totalmente conscientes de la investigación sobre los ginsenosidas, no consideran que el contenido de ginsenosidas sea un predictor de potencia medicinal.

Zhang Shuchen, doctor en medicina, es el experto en ginseng más destacado en China, con 30 años de experiencia en la investigación del ginseng en instituciones chinas. Es ex director del Instituto de Medicina Tradicional China y de Materia Médica.

Zhang actúa como asesor del Jade Research Group, una empresa estadunidense de asesoría que desarrolla productos de hierbas chinas de alta calidad y que emplea internacionalmente a expertos reconocidos en la investigación y formulación de las plantas. Bill Brevoort, coordinador del Jade Research Group, dice que Zhang no considera el contenido de ginsenosidas al seleccionar las raíces de ginseng por su calidad. En cambio, emplea el criterio chino tradicional:

✳ Densidad. Una raíz más ligera tiene más potencia que una más pesada del mismo tamaño. Las raíces cultivadas de menor calidad son mucho más densas que las raíces silvestres.

✳ Patrón de anillo. Los expertos juzgan la calidad de una raíz basándose en el patrón de los anillos que rodean la corteza. Los anillos que son más pequeños y están más juntos indican una raíz mejor.

✳ Forma de hombre. Algunas raíces de ginseng se asemejan a la figura humana y parecen tener brazos y piernas. Ésta es la fuente del nombre chino del ginseng, *ren shen*, que significa "raíz hombre". Los chinos sostienen que estas raíces bien formadas tienen más potencia que las otras.

Brevoort dice: "Esto puede parecer una superstición, pero después de haber comido entre 25 y 30 raíces seleccionadas de acuerdo con esos principios, lo creerá". Brevoort añade que los asesores-científicos chinos que trabajan para National Institutes of Health emplean este mismo criterio al seleccionar el ginseng para los estudios científicos en Estados Unidos. Los investigadores chinos, aunque están muy familiarizados con la investigación de los ginsenosidas, no han encontrado una correlación entre los niveles de ginsenosidas y sus métodos tradicionales.

Durante siglos, los chinos han atribuido las propiedades del ginseng que desarrollan el *chi* a la raíz central de la planta, pero el contenido de ginsenosidas es mayor en las raicillas pequeñas y en los pelos de la raíz que salen de la raíz principal. El contenido también es alto en las hojas. Parecería que si los ginsenosidas fueran los únicos responsables de las cualidades tónicas del ginseng, los chinos valuarían más estas partes periféricas. Por el contrario, las raicillas (llamadas shen xu, literalmente "bigotes de la raíz") son relativamente baratas en China. Se recortan de las raíces del ginseng, se curan en azúcar candi y se utilizan como tónicos menores para la fiebre. De la misma manera, la hoja (llamada *ren shen* ye u "hoja de ginseng") se utiliza en China como un tónico menor de la misma manera que los bigotes de la raíz. De acuerdo con Albert Y. Leung, doctor en medicina, en su libro, *Chinese Herbal Remedies*, se considera que la hoja tiene cualidades medicinales similares a las del ginseng americano y se usa para reducir el calor producido por la fiebre o el calor del verano.

El hecho de que estas partes periféricas de la planta tienen un valor medicinal similar al del ginseng americano indica que los ginsenosidas juegan un papel en los efectos del ginseng. Sin embargo, decir que los ginsenosidas son los únicos componentes activos importantes del ginseng es como definir un elefante como un animal con una trompa larga. La trompa es importante y el animal no sería elefante sin ella, pero el elefante tiene mucho más que su trompa. Necesita todo el elefante para hacer trucos en el circo.

Otros componentes

Entre los componentes del ginseng que en apariencia se extrajeron junto con los ginsenosidas en la primera investigación, estaban los compuestos fenólicos. Ésta es una clase grande de compuestos químicos que incluye los ingredientes activos en las plantas muy semejantes a la aspirina, flavonoides tales como los bioflavonoides que pueden conseguirse en las tiendas naturistas y los medicamentos con cumarina que adelgazan la sangre. La doctora Lee dice que la investigación actual en Corea se enfoca en estos componentes, en los poliacetilénicos y en los alcaloides, todos los cuales están presentes en cantidades mínimas en el ginseng.

Algunos otros componentes del ginseng se llaman polisacáridos. Éstas son moléculas enormes semejantes al azúcar. La investigación de las plantas en todo el mundo ha mostrado que muchos compuestos polisacáridos son estimulantes potentes del sistema inmunológico, como la equinacea. También se encuentran en los hongos japoneses que estimulan el sistema inmunológico, como la ganoderma y el shiitake. Los polisacáridos moderan también las respuesta inmunológica responsable de las enfermedades auto-inmunes como el lupus eritomatoso.

Capítulo 5

CÓMO FUNCIONA EL GINSENG

Los investigadores identificaron las acciones de los diferentes componentes del ginseng en todo el cuerpo sobre muchos órganos y glándulas. Sin embargo, no pueden explicar con exactitud cómo ocurren estos efectos en un nivel bioquímico. Los componentes del ginseng son tan diversos, que el conocimiento preciso sobre cómo funciona está más allá del alcance de la ciencia actual. Incluso, puede parecer imposible que el ginseng, una hierba única, pueda tener tantos efectos fisiológicos. La explicación puede estar en el papel de las hormonas para regular el cuerpo y en los efectos del ginseng sobre estas hormonas.

Glándulas humanas principales

El Hipotálamo

Todos los aspectos del cuerpo que parece afectar el ginseng (estrés, fatiga, niveles de azúcar en la sangre, presión arterial, temperatura corporal, función sexual, desintoxicación e inmunidad) están regulados por las hormonas que produce el hipotálamo, la glándula pituitaria y las glándulas suprarrenales. Entre éstas, el hipotálamo, localizado en la parte inferior del cerebro, es la que controla. El hipotálamo registra en forma constante el estado del cuerpo, así como las amenazas externas. Recibe energía del cuerpo y del cerebro. Puede registrar los niveles hormonales, la presión arterial, el equilibrio de agua, el azúcar en la sangre y muchos otros parámetros fisiológicos. También responde cuando la mente subconsciente percibe una situación estresante. Asimismo, responde ante los estímulos mentales y los fisiológicos.

La glándula pituitaria y la suprarrenal

El hipotálamo controla la glándula pituitaria, que actúa como su oficial ejecutivo y a su vez controla funciones tales como el metabolismo, apetito, temperatura corporal y equilibrio de agua. El hipotálamo coordina estas funciones clave de una forma armoniosa, mientras que la pituitaria sigue sus instrucciones. El hipotálamo tiene también una influencia directa y controlante, sin su intermediaria pituitaria, sobre la sexualidad, el desarrollo y la reproducción.

Una de las secreciones más importantes de la pituitaria es una hormona que activa las glándulas suprarrenales, responsables de la reacción de "pelear o huir". Cuando el cerebro percibe una amenaza a la vida, el hipotálamo activa la pituitaria, que a su vez activa las glándulas suprarrenales para inundar el cuerpo con las hormonas de la tensión. Estas hormonas de la tensión indican a la pituitaria que están haciendo su trabajo y evitan que se siga estimulando. Los científicos llaman a la interacción de estas tres glándulas el *eje hipotálamo-pituitaria-suprarrenal*. Aunque el mecanismo preciso no es conocido, algunos investigadores del ginseng asumen ahora que la actividad del ginseng y los adaptógenos relacionados está principalmente en este sistema hormonal. Las hormonas tienen efectos de control de amplio alcance en el cuerpo y si el ginseng puede modificarlos, eso explicaría sus efectos con un amplio alcance similar.

El ginseng y las glándulas suprarrenales

La relación del ginseng con las glándulas suprarrenales está bien documentada. El ginseng incrementa normalmente la resistencia al estrés, pero pierde gran parte de esta propiedad en los animales, si sus glándulas suprarrenales han sido extirpadas. Así, el ginseng puede actuar a través del intermediario de las glándulas suprarrenales, ya sea directamente o mediante la función de control del hipotálamo. En los animales tratados bajo estrés, el ginseng estimula la producción de las hormonas del estrés. Cuando el estrés cesa, las suprarrenales dejan de producir las hormonas con mayor rapidez que en los animales que no han tomado ginseng. Sin embargo, si el estrés es prolongado, las glándulas suprarrenales de los animales tratados con ginseng conservarán las hormonas del estrés para prolongar la resistencia. De esta manera, el efecto general del ginseng y de otros adaptógenos sobre las suprarrenales es hacerlas más eficientes y adaptables al estrés. Los científicos no han determinado si estos efectos son únicamente sobre las glándulas suprarrenales o si el hipotálamo y la pituitaria de alguna manera también están involucrados.

Cómo sensibilizar el hipotálamo

Stephen Fulder, de Gran Bretaña, es doctor en medicina e investigador del ginseng. Llevó a cabo un experimento que sugiere un posible papel del ginseng al sensibilizar el hipotálamo para que sea más eficiente. Si éste es el caso, esta acción única podría explicar el efecto del ginseng sobre las glándulas sexuales (que están directamente controladas por el hipotálamo), la pituitaria y las glándulas suprarrenales e indirectamente sobre los tejidos orgánicos que regulan dichas glándulas.

En el experimento de Fulder, a las ratas de laboratorio se les extirparon las glándulas suprarrenales y los ovarios para eliminar cualquier posibilidad de producción interna de esteroides del estrés. Se dividieron en dos grupos, a un grupo se le administró ginseng durante ocho días y al otro un placebo. Después, se les inyectó

corticosterona, que es la principal hormona del estrés. La hormona fue "etiquetada" químicamente, para que los investigadores pu-
dieran saber con exactitud dónde estaba en el cuerpo. Entre las
ratas tratadas con ginseng, se pudo observar que en el área del
cerebro alrededor del hipotálamo quedó depositada siete veces
más corticosterona, en comparación con el grupo al que sólo se
dio un placebo. El hipotálamo normalmente tiene una curva de
retroalimentación para la corticosterona; cuando detecta niveles
elevados, actúa para equilibrarlos. El ginseng puede sensibilizar el
hipotálamo en esta curva de retroalimentación, incrementando la
eficiencia de su función que controla el estrés. Fulder hace la hi-
pótesis de que esta "preparación" del hipotálamo inicia las
secreciones hormonales que también mejoran la eficiencia del
cerebro.

LA FAMILIA DE LAS HIERBAS TONIFICANTES

El libro más antiguo de la medicina china menciona 365 hierbas y las clasifica de acuerdo con tres grados. El grado inferior de hierbas disipa la enfermedad. El grado medio corrige los desequilibrios del cuerpo. El grado superior, al que pertenece el ginseng, nutre la vida en sí. Éstas son las hierbas tonificantes, muchas de ellas clasificadas como adaptógenos en términos científicos occidentales. Si piensa tomar ginseng, debe conocer estas otras hierbas. Algunos otros miembros de la familia tonificante pueden ser más adecuados que el ginseng para su deficiencia particular. Uno de ellos, el codonopsis, se utiliza con frecuencia como sustituto del ginseng y cuesta sólo una décima parte. Otro, el *dong quai*, es un tónico de la sangre y conocido como hierba de las mujeres; en China, probablemente se consume más que cualquier otra hierba tonificante. El saber sobre estas otras hierbas lo ayudará también a identificarlas en las fórmulas tonificantes que están disponibles en las tiendas naturistas.

Los chinos por lo general toman el ginseng en fórmulas que contienen al menos una de estas hierbas. En esta sección, explicaré la diferencia entre un tónico y un estimulante, señalaré las cuatro categorías de tónicos, le mostraré los principios detrás de las fórmulas tónicas, describiré a los miembros más importantes de la familia tonificante del ginseng y sugeriré algunas combinaciones simples o fórmulas que podría tomar, ya sea junto con el ginseng o solas.

Capítulo 6

TÓNICOS CONTRA ESTIMULANTES

Los tónicos y los estimulantes pueden parecer muy relacionados, puesto que ambos proporcionan un aumento de energía. Sin embargo, el uso habitual de los estimulantes, incluyendo la cafeína, la guaraná (otro nombre de la cafeína), el *ma huang* y la efedrina, es incompatible con el uso del ginseng o de otras hierbas tonificantes. Aunque puede parecer que los estimulantes y los tónicos "animan", sus efectos son en realidad opuestos. El efecto a largo plazo de un estimulante nos deja exhaustos y deprimidos, lo que puede suprimir los efectos benéficos de un tónico.

La diferencia entre los estimulantes y los tónicos es importante; muchas personas con deficiencia *chi*, que se automedican con cafeína u otros estimulantes, terminan con menos *chi* que cuando empezaron. Tomar un tónico es como depositar dinero (*chi*) en el banco. Tomar un estimulante es como retirar el dinero; en algún punto, su cuenta se sobregira. Si continúa gastando *chi* sin reemplazarlo, la consecuencia puede ser una "bancarrota de energía" (un *chi* severamente reducido). Un programa que desarrolla el *chi*, incluyendo hierbas tonificantes y otros cambios en el estilo de vida, es como empezar un plan de ahorro; si tiene deudas y está sobregirado, es mejor no utilizar sus tarjetas de crédito (estimulantes) e iniciar un plan de ahorro más racional.

Los tónicos y los estimulantes no se eliminan mutuamente. Si se toman juntos, pueden crear una gran falta de armonía y tensión en el cuerpo. Los estimulantes tales como los mencionados anteriormente proporcionan un aumento de energía a corto plazo, lo cual, añadido al efecto de una hierba tonificante *chi*, puede crear una fuerte estimulación excesiva temporal en un sistema u otro. Un resultado típico podría ser la tensión, más insomnio o presión arterial alta. En el capítulo 2 mencioné a un científico occidental que identificó varios efectos adversos en personas que habitualmente tomaron ginseng y cafeína juntos.

CafEiNiSMO

Para demostrar este efecto de agotamiento del *chi* de los estimulantes, utilizaré el ejemplo de la cafeína. El "cafeinismo" (el uso excesivo del café y del té) fue reconocido como un padecimiento a principios de siglo en los libros médicos estadunidenses. Durante los últimos cien años, nuestra sociedad ha convertido el consumo de la cafeína en una actividad normal y perdió de vista las consecuencias del uso habitual. En promedio, un individuo llega a consumir de cafeína un equivalente a (dos tasas al día), debido al consumo de café, tés, refrescos o píldoras vigorizantes. No obstante, como muchas personas no ingieren cafeína, esto significa que un gran número de individuos toma mucho más que este promedio. Muchas personas a quienes un médico chino les diagnosticaría un *chi* deficiente, o que un doctor en medicina les diagnosticaría ansiedad crónica relacionada con el estrés, en realidad padecen de cafeinismo.

La siguiente lista muestra los síntomas del cafeinismo crónico. Debe saber que el café en particular, que contiene ácidos orgánicos irritantes, daña también el aparato digestivo. Los síntomas gastrointestinales del consumo crónico de café incluyen acidez, dispepsia, eructos amargos y ácidos, flatulencia y estreñimiento. El aparato digestivo es la fuente principal de *chi* en el cuerpo y esta irritación inhibe la producción de *chi*. Si tiene estos síntomas y consume cafeína con regularidad, trate de suspenderla por com-

pleto, para ver si el problema desaparece. La tabla 6.2 muestra las
cantidades de cafeína en varios productos.

SÍNTOMAS DEL CAFEINISMO

Síntomas que indican un chi *deficiente:*
* Cansancio físico
* Debilidad muscular
* Cansancio mental
* Humor deprimido
* Facciones sin expresión, desanimadas
* Mala digestión
* Dificultad para respirar

SÍNTOMAS QUE INDICAN SANGRE DEFICIENTE:
* Piel pálida
* Mareo
* Insomnio
* Palpitaciones nerviosas
* Demacración
* Fatiga mental

TABLA 6.1
CAFEINISMO Y ANSIEDAD CRÓNICA

Algunos síntomas del cafeinismo *	Algunos síntomas de la ansiedad crónica**
ansiedad	temor
estremecimientos	temblores
insomnio	insomnio
irritabilidad nerviosa	nerviosismo
histeria	pensamiento irracional
palpitaciones del corazón	palpitaciones del corazón
confusión mental	dificultad para concentrarse
debilidad muscular	debilidad motora
cansancio físico	fatiga crónica
dolores de cabeza	dolores de cabeza

* King's American Dispensatory, 1898
** Merck Manual, edición 1992

El cafeinismo y la ansiedad

La tabla 6.1 compara los síntomas del cafeinismo con el diagnóstico convencional de la ansiedad crónica, una forma de "estrés" en términos no profesionales. Los textos médicos convencionales ni siquiera sugieren preguntar a los pacientes con estos síntomas si beben café, bebidas cafeinadas o si toman píldoras de cafeína. En cambio, el médico generalmente receta un sedante como el Valium, con lo cual añade al problema de cafeinismo ya existente, una intoxicación producida por una droga potencialmente adictiva.

No es necesario tomar mucha cafeína para presentar los síntomas descritos en la tabla 6.1. Algunos de nosotros podemos tomar algunas tazas de café o su equivalente al día, pero hay personas que pueden desarrollar los síntomas del cafeinismo incluso con esta cantidad. En un estudio científico, los pacientes con problemas de ansiedad mencionaron sus síntomas en una prueba común. Sus niveles de ansiedad y depresión estaban relacionados directamente con la cantidad de cafeína que consumían. Otro grupo de 6 pacientes con ansiedad, que consumían la cafeína equivalente a 1.5-3.5 tazas de café al día, disminuyeron su consumo a cero; entre 12 y 18 meses, 5 de los 6 pacientes ya no presentaron síntomas.

El umbral de la adicción son entre 200 y 300 miligramos de cafeína al día. El uso regular de una cantidad mayor dará como resultado el síndrome de supresión: dolor de cabeza, debilidad y confusión mental. Los síntomas de deficiencia del *chi* y de ansiedad pueden ser ocasionados por 150 miligramos de cafeína al día.

Mi historia

Dejé de beber café hace cuatro años. Anteriormente, tenía el hábito de beber cinco tazas al día y lo consideraba un riesgo ocupacional por ser escritor. Era una cura instantánea para los bloqueos: una taza de café y las palabras fluían. Descubrí que quedaba exhausto mentalmente después de escribir durante 45 minutos y tenía que beber una taza de café o tomar un descanso prolongado. Finalmente, el café me produjo malestar digestivo crónico y me sentía tan agotado y nervioso, que tenía que dejar de escribir.

TABLA 6.2

CONTENIDO DE CAFEÍNA EN ALIMENTOS Y MEDICAMENTOS

1 taza de 237 ml de café:	80-130 mg cafeína
cafés fuertes disponibles en muchas cafeterías:	200 mg
1 taza de 237 ml de té cafeinado:	50-70 mg
354 ml de refrescos cafeinados:	35-60 mg
118 ml de chocolate:	60 mg
píldoras estimulantes:	100-200 mg por tableta
analgésicos:	32-65 mg por tableta

Después de unos días de descanso, mi nivel de energía era tan bajo, que no podía hacer nada. Permanecía "aniquilado" durante tres semanas aproximadamente. Pronto noté que, sin el café, podía escribir durante dos horas sin descanso. ¡El café había creado el problema que quería solucionar bebiéndolo! Advertí durante el descanso de tres semanas que tenía que dormir una siesta ya avanzada la tarde o empezar a beber café de nuevo; no podía mantenerme despierto. En la actualidad todavía duermo la siesta. Había estado utilizando el café, un atenuante del *chi*, como un sustituto para lo que continúa siendo para mí un tiempo natural de descanso y de cultivación del *chi*.

Ma huang, efedra, efedrina

El *Ma huang* es otra famosa hierba china, pero es un estimulante, más que un tónico. Es mucho más potente que la cafeína. El *ma huang* (*ephedra sinensis*) es la fuente original de la efedrina, un ingrediente común de las medicinas para la alergia, de los productos para bajar de peso y de las píldoras estimulantes. Tiene un uso médico legítimo en el tratamiento del asma y las alergias, pero su uso como un estimulante o un producto para bajar de peso no está garantizado y es peligroso; en años recientes, se han atribuido varias muertes a su uso inadecuado. Está contraindicado para las personas con presión arterial alta, lo cual es común en la gente con peso excesivo.

Solía dar una clase de diagnóstico del pulso chino, en Rocky Mountain Center, para Botanical Studies, en Boulder, Colorado. Medíamos la velocidad del pulso. En lugar de contar las pulsaciones por minuto, al estilo occidental, los médicos chinos cuentan el número de pulsaciones promedio por respiración. Había dado esta clase muchas veces; pedía a los estudiantes que se tomaran el pulso mutuamente y después anotábamos los promedios en el pizarrón. La gran mayoría de los estudiantes siempre tenían entre cuatro y cinco pulsaciones por respiración y algunos seis pulsaciones (una señal de calor en la medicina tradicional china).

Ese día en particular, tuvimos el ritmo esperado de cuatro y cinco pulsaciones, pero tuvimos un ritmo de seis, siete y otro entre ocho y once. Quedé sorprendido. Entonces descubrimos que alguien había preparado una jarra de té después del almuerzo, con un producto comercial que contenía *ma huang* y otras hierbas. Los estudiantes que tenían el pulso acelerado habían bebido el té ¡Y los había puesto en un estado semejante al inducido por el ejercicio aeróbico! Esta clase de estado es totalmente incompatible con tomar ginseng y las otras hierbas tonificantes. Repetimos el ejercicio al día siguiente, sin el té, y obtuvimos la frecuencia esperada del pulso.

El uso habitual del *ma huang* agota en grado extremo el *chi*. En una ocasión, enviaron a mi boletín *Medical Herbalism* un caso de abuso de *ma huang*. Un hombre notó que una medicina contra la alergia aumentaba su energía. Supuso que el *ma huang* era el ingrediente clave en la fórmula y lo compró en una herbolaria. Preparó una o dos tazas al día, como café. Después de tomarlo durante un mes, estaba tan exhausto, que un día no pudo levantarse de la cama y tuvieron que llevarlo en ambulancia al hospital, para un examen de emergencia. Este caso, aunque extremo, demuestra la naturaleza agotante de este estimulante común.

Tónicos

Las hierbas tonificantes, a diferencia de los estimulantes, no tienen efectos instantáneos. Debe considerarlas como alimentos especiales que nutren y no como medicamentos que estimulan. Con frecuencia transcurren dos o más semanas antes de ver sus efectos, el incremento de energía y la duración típica de la terapia con hierbas tonificantes es de uno o dos meses. Tampoco producen el "choque" subsecuente que ocasionan los estimulantes. Tomadas en forma adecuada y en dosis moderadas, no producen ansiedad, tensión o insomnio. En realidad, muchas de las hierbas tonificantes se consideran como sedantes, incluso al producir energía. El efecto general del ginseng, en dosis bajas, es incrementar el estado alerta, al mismo tiempo que relajan la tensión emocional.

Capítulo 7

Tipos de tónicos

Cuatro deficiencias y cuatro tónicos

L a medicina china reconoce cuatro tipos de deficiencias para propósitos de recetar las hierbas tónicas: *chi*, sangre, yang y yin. Las hierbas tónicas se clasifican de acuerdo con cuál de estas deficiencias fortalecen. Las cuatro deficiencias no están en realidad separadas, sino que son útiles para el diagnóstico y forman la base para preparar las fórmulas tónicas. El *chi* y la sangre están muy relacionados; el *chi* del bazo y de los pulmones forma la sangre, pero a su vez es necesaria una cantidad suficiente de sangre para que el *chi* desempeñe su trabajo. Las señales de estas dos deficiencias con frecuencia coexisten. Las deficiencias del *chi* y de la sangre se tratan con tónicos para el *chi* y la sangre, respectivamente. Debido a la interrelación entre los dos síndromes, cualquiera podría ser tratado con tónicos para el *chi* y para la sangre.

Deficiencia del yang, tónicos para el yang

Una deficiencia del *chi* puede llegar a ser más severa y progresar hasta un padecimiento llamado yang deficiente. Su manifestación principal, además de los síntomas de *chi* deficiente, son señales de frío. Consulte la tabla 1.2 para revisar las señales de frío. La deficiencia del yang por lo general está relacionada con el riñón, que en la medicina china se considera como la fuente de calor en el cuerpo. En algunos diagramas del sistema de órganos chino, el riñón se representa como una caldera caliente en la parte inferior del cuerpo. Con un yang deficiente, pueden ser prominentes la debilidad sexual, dolor en la parte baja de la espalda, debilidad en las rodillas, problemas del oído y huesos quebradizos, así como las señales de frío. Algunos de estos síntomas del riñón son semejantes a los de la deficiencia del yin, la cual describiré a continuación.

El yang deficiente se trata con tónicos para el yang. Estas hierbas (y en ocasiones sustancias animales) son calientes por naturaleza y medicinas muy potentes. Están contraindicadas cuando están presentes las señales de calor.

La deficiencia del yin y los tónicos para el yin

La sangre deficiente está relacionada con una deficiencia en el volumen o calidad de la sangre. Un padecimiento relacionado más grave es el "yin deficiente", que es una deficiencia de los líquidos corporales. Los síntomas de la sangre deficiente están presentes, pero también la deshidratación general y las señales de calor. Consulte la tabla 1.2 para revisar las señales de calor. Los líquidos humedecen y enfrían el cuerpo y cuando son deficientes, el calor se presenta con señales tales como sed, boca y pulmones secos, rostro rojo, manos y pies calientes, insomnio, sudores nocturnos y pulso acelerado. Éste es un síndrome común después de una fiebre o cansancio debido al trabajo excesivo y estrés prolongado.

La deficiencia del yin se trata con tónicos para el yin. Estas hierbas refrescantes y húmedas restauran los líquidos y reducen el calor. Están contraindicadas cuando están presentes las señales de frío.

Deficiencias complejas

Debido al vínculo entre el *chi* y la sangre, varias de estas deficiencias pueden mezclarse. "*Chi* y sangre deficientes" es un diagnóstico chino común, al igual que el "yin y el yang deficientes". En cada caso está presente una combinación de los signos de diagnóstico. Los síndromes de deficiencia compleja se tratan con fórmulas complejas, combinando los tónicos en la cantidad adecuada para cada una de las deficiencias, para que estén de acuerdo con la intensidad de los síntomas. El yang deficiente siempre va acompañado por un *chi* deficiente y el yin deficiente invariablemente va acompañado por sangre deficiente. Por este motivo, los tónicos para el *chi* y el yang generalmente se combinan en fórmulas, al igual que los tónicos para la sangre y el yin. Puede haber una excepción cuando una hierba particular tonifica al mismo tiempo el *chi* y el yang o la sangre y el yin.

El ginseng y las cuatro deficiencias

El ginseng es conocido como el rey de las hierbas tónicas, porque puede beneficiar las cuatro deficiencias, aunque es necesaria cierta habilidad para evitar sus contraindicaciones. El ginseng es principalmente un tónico del *chi*, pero beneficia también la sangre. En ocasiones se utiliza solo o en fórmulas para tratar la anemia. El ginseng también "beneficia los líquidos", alivia la sed y la deshidratación. Puede aliviar la sed que acompaña a la diabetes. Sin embargo, produce calor y debe utilizarse con precaución cuando están presentes los signos de calor y la deshidratación, en especial durante periodos prolongados. El ginseng rojo cocido al vapor tiene propiedades de calentamiento muy fuertes y se usa como tónico para el *chi* y el yang. El ginseng americano, con sus propiedades de enfriamiento, es un tónico importante para el yin y humedece los pulmones y la garganta secos.

Deficiencias de los órganos

Las cuatro deficiencias presentan signos generales en el cuerpo, pero los síntomas pueden aparecer principalmente en uno o más

TABLA 7.1
LAS CUATRO DEFICIENCIAS

Deficiencia	Señales en común	Señales de identificación	Tratamiento con tónicos
Chi	complexión pálida fatiga decaimiento sudor espontáneo voz baja digestión débil lengua agrandada	falta de aliento mucha fatiga evacuaciones aguadas goteo de orina pulso débil	Tónicos chi
Yang		Aversión al frío manos y pies fríos orina abundante orina clara evacuaciones aguadas con comida sin digerir lengua con color oscuro pulso lento	Tónicos que calientan el yang
Sangre	demacración mareos manchas ante los ojos entumecimiento de extremidades palpitaciones del corazón insomnio capa delgada en la lengua pulso lento y débil	complexión pálida labios y lengua pálidos	Tónicos para la sangre
Yin		rostro sonrojado manos y pies calientes boca y garganta secas sudores nocturnos eyaculación prematura lengua seca roja pulso acelerado	Tónicos para el yin que enfrían y humedecen

órganos. Las hierbas tonificantes tienen afinidades para órganos específicos y se seleccionan en fórmulas de acuerdo con los síntomas del paciente. El siguiente recuadro muestra algunos síntomas de deficiencia que pueden presentarse en cada uno de los cinco sistemas de órganos principales. Estas deficiencias podrían clasificarse como deficiencias del yin o del yang de los órganos, dependiendo si están presentes señales generales de deficiencia del yin o del yang.

Señales de deficiencia en los cinco sistemas de órganos principales

Bazo	mal apetito		pulso irregular, pulso débil
	evacuaciones sueltas		falta de aliento
	evacuaciones con sangre	Hígado	dolor en el costado
	dolor abdominal que		ojos secos
	se alivia con presión		irregularidades menstruales
	extremidades débiles		depresión
	comida sin digerir en		tensión nerviosa
	las evacuaciones	Riñón	se orina con frecuencia
	órganos prolapsados		goteo de orina
	edema		dolor en la parte baja de
	incontinencia urinaria		la espalda
Pulmón	respiración débil		rodillas débiles
	resfriados y gripe frecuentes		eyaculación prematura
	tos débil		conteo de espermatozoides
	sudores diurnos o nocturnos		bajo
	tos seca		impotencia
	boca seca		pérdida del oído
Corazón	palpitaciones		tinnitus
	insomnio		olvido
			huesos frágiles

Fórmulas tónicas

Un principio básico de la formulación tónica es que todo el sistema de la sangre y el *chi* se tonifiquen. Una fórmula puede pesarse en dirección del *chi* y del yang o de la sangre y del yin, pero contendrá algo que complemente a cada uno. Esto puede lograrse seleccionando hierbas con efectos que concuerden o incluyendo tónicos de cada tipo. La tabla 7.2 muestra los efectos concordantes de algunas hierbas tonificantes. Este principio es evidente en algunas de las agrupaciones de hierbas con el ginseng en las fórmulas chinas:

✳ Ginseng (tónico *chi* y yin) con tragacanto (tónico *chi* y para la sangre);
✳ Ginseng (tónico *chi* y yin) con *he shou wu* (tónico para la sangre y yin);
✳ Ginseng (tónico *chi* y para la sangre) con *dong quai* (tónico para la sangre y yin).

TABLA 7.2

EFECTOS CONCORDANTES DE ALGUNAS HIERBAS TONIFICANTES

Hierba	Acción primaria	Acción secundaría
ginseng	tónico *chi*	tónico yin
ginseng rojo	tónico *chi*	tónico yang (efectos casi iguales)
ginseng americano	tónico yin	tónico *chi* (suave)
cuerno de ciervo	tónico yang	tónico *chi* y sangre
tragacanto	tónico *chi*	tónico sangre
condyceps	tónico yang	tónico yin (efectos casi iguales)
dong quai	tónico sangre	tónico yin (efectos casi iguales)
dátil azufaifa	tónico *chi*	tónico yin
peonía	tónico sangre	tónico yin (efectos casi iguales)
rehemannia	tónico sangre	tónico yin (efectos casi iguales)

Muchas fórmulas específicamente para la sangre o el yin no contienen tónicos *chi*. En este caso, debido a su naturaleza general enfriante y humectante, se incluyen otras hierbas que calientan para asegurar la buena circulación.

Las tres fórmulas que se dan a continuación, ya disponibles comercialmente en forma de píldoras, demuestran los principios de la formulación. Contienen una mezcla de tónicos *chi* y para la sangre. Benefician ambas funciones. Sin embargo, el efecto general de las fórmulas difiere debido al tipo de hierbas tonificantes que se enfatiza en cada una. La primera es más tonificante para el *chi*, la segunda es balanceada y la tercera es más tonificante para la sangre. Observe que estas fórmulas contienen varias hierbas que no son tonificantes. Estas hierbas complementarias se incluyen para promover la digestión o la circulación. Describiré algunas en detalle al final del siguiente capítulo.

Píldoras tónicas de ginseng

Ren Shen Yang Rong Wan
Un tónico *chi*

ginseng	4 partes	tónico general *chi* y bazo
atractylodes	4 partes	tónico bazo
tragacanto	4 partes	tónico protector del *chi*
cáscara de cítricos	4 partes	tónico bazo; auxiliar sangre y tónico yin
schizandra	3 partes	tónico *chi*
poria	3 partes	tónico bazo
dátiles de azufaifa	6 partes	tónico bazo
peonía	4 partes	tónico yin y sangre
polígala	1 parte	hierba sedante
corteza de canela	1 parte	auxiliar que calienta
jengibre	2 partes	auxiliar que calienta

La fórmula anterior contiene en realidad ginseng en lugar de codonopsis. Puede obtenerse en las tiendas chinas como *Ren Shen Yang Yin Wan*. También puede conseguirse en McZand Herbals, en forma líquida, como Fórmula Nutritiva de Ginseng.

Diez tés de sabor

Shi Chuan Da Bu Wan
Un tónico general para la sangre y el *chi*

codonopsis	2 partes	tónico *chi* y bazo
tragacanto	2 partes	tónico para proteger el *chi*
peonía	4 partes	tónico yin y sangre
atractylodes	3 partes	tónico bazo
poria	3 partes	tónico bazo, tranquilizante
rehmannia	3 partes	tónico yin y sangre; mejora la circulación
dong quai	3 partes	tónico yin y sangre.
canela	1 parte	auxiliar que calienta
ligusticum	1 parte	mejora la circulación
orozuz	1 parte	tónico bazo; armoniza otras hierbas

Esta fórmula balanceada es un tónico general común en China, donde puede comprarse en forma de píldora. Se toma durante periodos prolongados, con un descanso de una o dos semanas cada tres meses. Las píldoras, que son baratas, pueden comprarse en las tiendas chinas como *Shih Chuan Ta Pu Wan* o a través del correo en East Earth Tradewinds, como *Shih Chuan Da Bu Wan*. La compañía McZand produce esta fórmula en forma líquida, en un producto llamado Ginseng and Tang Kuei Ten Formula.

Píldoras preciosas de las mujeres

Fu Ke Ba Zhen Wan
Una fórmula tonificante para la sangre y el yin

dong quai	6 partes	tónico yin y sangre
rehmannia	6 partes	tónico yin y sangre; mejora la circulación
codonopsis	4 partes	tónico *chi* y bazo
poria	4 partes	tónico bazo
atractylodes	4 partes	tónico bazo
peonía	4 partes	tónico yin y sangre
ligusticum	3 partes	mejora la circulación
orozuz	2 partes	tónico bazo; armoniza otras hierbas

Esta fórmula, aunque contiene algunos tónicos *chi*, tiene más peso en el lado de la sangre y el yin. Puede conseguirse en las tiendas chinas o en East Earth Tradewinds o en The Institute for Tradicional Medicine, como Píldoras Preciosas para Mujeres. K'an Herbals vende una variación excelente de esta fórmula como Women's Precious; contiene hierbas de alto grado, incluyendo el ginseng (en lugar de codonopsis) y otras hierbas.

Conclusión

En el siguiente capítulo describiré algunas hierbas tonificantes. Para cada una, sugeriré ciertas combinaciones simples que podría utilizar, siguiendo los principios anteriores.

Capítulo 8

Las hierbas tonificantes

En este capítulo diré más sobre el ginseng chino y el americano y describiré otras hierbas tonificantes. Algunas de estas hierbas pueden tomarse solas. Con mayor frecuencia, se usan en fórmulas que incluyen ginseng o su sustituto más importante, codonopsis. Para cada hierba, proporcionaré la siguiente información:

- Nombre común, nombre botánico y nombre chino.
- Acciones primarias y secundarias como tónico (*chi*, sangre, yang y yin).
- Órganos afectados. Consultar el recuadro en el capítulo 7 para conocer los síntomas de deficiencia que pueden manifestarse en los órganos principales.
- Temperatura. Esto se refiere a las propiedades que dan calor, frío, o las neutras de la hierba.
- Contraindicaciones. La mayoría de las contraindicaciones están relacionadas con la temperatura de la hierba o con su digestibilidad. Las hierbas calientes están contraindicadas cuando están presentes señales de calor y las frías cuando predominan las señales de frío. Consulte la tabla 1.2 para más detalles sobre las señales de calor y de frío. Las contraindicaciones mencionadas se refieren al uso de la hierba sola. En ocasiones, las contraindicaciones pueden alterarse al incluir otras hierbas en una fórmula para balancear el efecto general. Ésta es una práctica común en las fórmulas chinas tradicionales, pero actúe con cautela, si se autorreceta hierbas.

Busque señales que indiquen que su condición empeora, que podrían ser resultado de estar tomando una hierba contraindicada, y suspéndala de inmediato si se presentan dichas señales. Por favor, lea mis comentarios sobre la automedicación en el prólogo.

✤ Dosis. Las dosificaciones se dan en gramos. Las dosis son para uso cotidiano, por lo que si toma hierbas dos veces al día, use la mitad de la dosis. Si se autorreceta hierbas tonificantes, use la dosis mínima. Si prepara una fórmula con varias hierbas, incluya la dosis normal para cada hierba y no reduzca la dosis porque se encuentra en una fórmula. Una dosis total típica de hierbas chinas combinadas para preparar tés puede ser de varios gramos. Para la raíz de eleutero, la dosis de tintura se da en mililitros. Hay ocho mililitros en una botella de una onza de tintura, el tamaño que generalmente se consigue en las tiendas naturistas.

✤ Productos. Al final de las listas, en ocasiones menciono productos de compañías que incluyen la hierba. Por favor, no crean que es la única forma de conseguirla. Muchos productos tonificantes excelentes pueden conseguirse y está fuera del alcance de este libro describirlos todos.

Nombre común: ginseng asiático, ginseng chino, ginseng coreano
Nombre botánico: *Panax ginseng*
Nombre chino: *ren shen*
Acción primaria: tónico *chi*
Acciones secundarias: tónico yin y sangre, sedante
Órganos afectados: bazo, pulmón, corazón
Temperatura: ligeramente caliente
Contraindicaciones: señales de calor, presión arterial alta
Dosis: 1-9 gramos

Nota: el ginseng rojo procesado es más caliente y es un tónico yang, más que un tónico yin.

Éste es el más versátil y valorado de la familia de los tónicos. No tiene igual como tónico para el *chi* general; fortalece el *chi* y los órganos que producen sangre (bazo y pulmón) y también beneficia el yin. El ginseng calma el corazón, que en el sistema chino es responsable de síntomas tales como la ansiedad, las palpitaciones, el insomnio, el sueño excesivo y la inquietud mental.

El ginseng puede conseguirse como raíz entera en las tiendas chinas u ordenarse por correo.

En China, una forma común de tomar las raíces enteras es preparando un té o un extracto de alcohol junto con dátiles de azufaifa.

❋ Ginseng y dátiles de azufaifa.
❋ Ginseng y tragacanto.
❋ Ginseng con atractylodes, poria y orozuz.

Una amplia variedad de productos de ginseng (polvos, tabletas, cápsulas, extractos líquidos y tés) puede conseguirse en las tiendas naturistas, las farmacias y los supermercados. Su calidad es muy variable. Un producto líquido chino común, llamado Ginseng Extractum, puede conseguirse en las tiendas chinas o a través de East Earth Tradewinds.

Otro producto común en China, con frecuencia disponible en las tiendas naturistas en Estados Unidos es *Ren Shen Feng Wang Jiang*. En ocasiones, el nombre se escribe junto: *Renshenfeng-wangjiang*. Esto es una combinación de ginseng y de jalea real, en fórmula líquida, empacado en pequeñas ampolletas. Si no puede encontrarlo en una tienda, puede ordenarlo con el nombre chino a East Earth Tradewinds o como Ginseng/Royal Jelly al Institute for Traditional Medicine. K'an Herbals importa la marca Plum Flower de China, preparada con hierbas de alto grado y no contiene conservadores químicos ni azúcares, bajo el nombre Imperial Ginseng and Royal Jelly.

Jade Chinese Herbals

Estos productos los fabrica unas de las compañías más reconocidas en el negocio de las hierbas en China. Su producto llamado Heavenly Ginsengs contiene los grados de ginseng más altos disponibles, incluyendo una pequeña cantidad de ginseng chino silvestre genuino, que puede costar miles de dólares por raíz. También contiene yi-su ginseng, una variedad cultivada que se asemeja bastante al ginseng silvestre. El Nine Ginsengs combina shiu chu y kirin ginseng rojo de buena calidad con tienchi ginseng y otras hierbas tonificantes de la familia "seng". También fabrican un extracto de ginseng simple.

Dragon Eggs

Esta línea de productos incluye varias fórmulas de hierbas tonificantes y hierbas solas. Four Ginsengs, Sage's Ginseng y Shiu Chu/Kirin Ginseng se preparan con ginseng de grado superior. Si no puede encontrar estos productos en las tiendas, puede conseguirlos a través de East Earth Tradewinds.

Otras marcas

Los extractos concentrados de ginseng de alta calidad pueden conseguirse también en Gaia Herbs, HerbPharm y McZand Herbals.

Nombre común: ginseng americano
Nombre botánico: *Panax quinquefolium*
Nombre chino: *xi yang shen*
Acción primaria: tónico yin
Acción secundaria: tónico *chi* suave
Órganos afectados: pulmón, estómago, riñón

Temperatura: fría
Contraindicaciones: señales de frío con abotagamiento abdominal
Dosis: 3-9 gramos

Recomiendo que no lo considere como sustituto o equivalente del ginseng asiático, sino que lo tome siguiendo sus propias indicaciones. Otras hierbas, tales como la codonopsis o ginseng príncipe son mejores sustitutos del ginseng asiático. Si toma ginseng asiático con regularidad, podría considerar cambiarlo por ginseng americano durante la temporada cálida, como lo hacen algunos chinos. El ginseng asiático está contraindicado cuando tiene calor y suda, pero el ginseng americano es perfecto para esto.

Considere el ginseng americano como el ginseng para las personas que están deficientes y con calor, con el pulso acelerado. Puede ayudar a refrescar, calmar, humedecer y fortalecer un sistema agotado. Es adecuado para las personas estresadas, con exceso de trabajo y muy activas, que tienen lesionada su función yin. Debido a que fortalece específicamente los pulmones, podría ser una adición valiosa a una fórmula para desarrollar la resistencia de los atletas, en especial para los deportes que se juegan en clima cálido.

El herbolario y acupunturista Michael Tierra sugiere que el ginseng americano es un mejor tónico general para las personas estresadas, que el ginseng asiático, el cual puede crear tensión y nerviosismo. El ginseng americano produce calma más que estimular. "Si le pregunta al propietario de una herbolaria china qué ginseng es el mejor tónico, le dirá que el ginseng asiático", dice Tierra. "Si le pregunta qué ginseng toma él, con frecuencia mencionará el ginseng americano". Tierra sugiere también que el ginseng americano es mejor para los pacientes con SIDA o diabetes, que con frecuencia tienen un yin deficiente con señales de calor y problemas en los pulmones; estos síntomas también concuerdan con las indicaciones para el ginseng americano.

Las raíces de ginseng americano pueden conseguirse en las tiendas chinas u ordenarse por correo a White Crane, East Earth Tradewinds, Frontier Herbs o Spring Wind. Los productos de ginseng americano pueden conseguirse como extractos líquidos en las tiendas naturistas o a través del correo. HerbPharm y Gaia Herbs producen algunos productos concentrados excelentes. Use el ginseng americano en cualquier fórmula que sirva como tónico suave *chi* y como tónico yin. Algunas combinaciones posibles son:

❀ Ginseng americano con dátiles de azufaifa y bayas de lycium
❀ Ginseng americano con *he shou wu*
❀ Ginseng americano con orozuz

Nombres comunes: cuerno de ciervo, Cornu Cervi parvum
Nombre chino: *lu rong*
Acción primaria: tónico yang
Acción secundaria: tónico *chi* y para la sangre
Órganos afectados: hígado, riñón
Temperatura: calienta
Contraindicaciones: señales de calor
Dosis: 1-2 gramos como polvo; 3-5 gramos cocido en una cacerola para baño María o por onza de licor si se remoja en vino (dosis en vino: 1 onza [30 ml]).

El cuerno de ciervo es una de las muchas sustancias animales que utilizan los herbolarios chinos. Recuerdo mi curiosidad instantánea y mi sorpresa la primera vez que vi un frasco de escorpiones junto a los frascos de pequeñas lagartijas secas y de caballos de mar en un anaquel de un herbolario chino. Aunque hacen recordar las historias sobre los brebajes de las brujas, estas sustancias extrañas tienen propiedades medicinales potentes, contienen hormonas, secreciones y sustancias químicas de los animales. El ciervo muda sus cuernos periódicamente y los cuernos que desecha se recogen del suelo del bosque.

El cuerno de ciervo es uno de los principales tónicos de la medicina china, donde tiene tanta reputación como el ginseng. Apareció en *Divine Husbandman's Classic*, en el siglo I dC. Su reputación como tónico yang se formó debido a su poder para restaurar la potencia sexual, pero también se utiliza como tónico general. Mejora el apetito, profundiza el sueño, disminuye la fatiga y mejora la capacidad de trabajo. Debido a que es caliente, no debe tomarse cuando predominan las señales de calor. Algunas combinaciones posibles:

❋ Cuerno de ciervo con ginseng o codonopsis
❋ Cuerno de ciervo con ginseng, *dong quai* y lycium
❋ Cuerno de ciervo con rehmannia y/o *dong quai*

El cuerno de ciervo se encuentra en rebanadas delgadas. Puede conseguirse en las herbolarias chinas u ordenarse por correo. Puede hervirse para preparar un té. Un método común utilizado en China es remojarlo en vino durante varias semanas.

Un extracto chino de cuerno de ciervo, llamado Pantocrin, y un tónico potente estadunidense llamado Antler/Athletic, de Jade Chinese Herbals, también pueden conseguirse. Antler/Athletic incluye muchas otras hierbas tonificantes. La marca Seven Forests, de Health Concerns o The Institute for Traditional Medicine, vende también un producto llamado Antler 8, que añade otras hierbas al cuerno de ciervo, para prevenir la estimulación excesiva.

Nombre común: raíz de espárrago
Nombres botánicos: *Asparagus cochinchinensis, racemosus, officinalis*
Nombre chino: *tian men dong*

Acción primaria: tónico yin
Órganos afectados: pulmón, riñón
Temperatura: fría
Contraindicaciones: condiciones frías
Dosis: 6-15 gramos

Este miembro de la familia de los lirios es una hierba importante
para tratar las señales de calor deficiente. Calma y humedece las
membranas mucosas secas e inflamadas de la boca, la garganta y
los pulmones. Tiene un sabor dulce y una textura chiclosa. Puede
comerse sola; puede cortar pedazos de una raíz y comerlos durante el curso del día. Algunas combinaciones posibles:

❋ Espárragos con rehmannia y ginseng
❋ Espárragos con ginseng americano
❋ Espárragos con bayas de lycium y dátiles rojos

Nombre común: tragacanto
Nombre botánico: *Astragalus membranaceus*
Nombre chino: *huang chi*
Acción primaria: tónico chi tónico para la sangre
Órganos afectados: pulmón, bazo
Temperatura: tibia
Contraindicaciones: señales de calor
Dosis: 9-30 gramos

El tragacanto, que apareció en el primer libro de medicina china,
está adquiriendo fama rápidamente en Occidente como un estimulante del sistema inmunológico. Sin embargo, considerarlo sólo
como una hierba fortalecedora del sistema inmunológico es no
apreciar su amplio uso como tónico. Fortalece el sistema, en especial los pulmones, mejora la digestión y desarrolla la sangre. Mejo-

ra la resistencia y el peso corporal en los animales. El tragacanto
es también un diurético importante. Las variedades americanas
de tragacanto son conocidas como "loco", debido a sus efectos
estimulantes en el ganado cuando la come en gran cantidad.

Algunas de las funciones del *chi* son proteger el cuerpo contra
los cambios externos de temperatura, controlar la sudoración y
mantener el sistema inmune. Colectivamente llamadas "*chi* protector" (*wei chi* en chino), esta función es como el revestimiento
que rodea el Starship Enterprise en *Star Trek*. Cuando el *chi* general se agota, este *chi* protector se debilita, estamos más susceptibles a los resfriados y sudamos con mayor facilidad. Una deficiencia del *chi* protector es lo que hace que los pacientes con SIDA
sean muy susceptibles a las infecciones y el tragacanto ha demostrado el efecto de fortalecer a los pacientes con SIDA. Cuando un
corredor de larga distancia termina una carrera exhausto y acalo-
rado o tiene el *chi* agotado hasta el punto de perder la regulación
del sudor, perderá mucho líquido. El tragacanto es como Scotty
en el cuarto de máquinas, trabajando fervientemente para restaurar la fuerza general y hacerla circular hacia el recubrimiento, antes de que los Klingons puedan destruir el barco.

El tragacanto, en combinación con otra hierba tónica, el
ligustrum, adquirió fama en los círculos científicos como una hierba
que posiblemente estimulaba el sistema inmunológico y contra
el cáncer. En un estudio que se llevó a cabo con 19 pacientes con
cáncer, los extractos de agua de tragacanto restauraron la función
de las células T en un 90% de los pacientes. Las células T son las
principales células inmunes que atacan los tumores. En otro estudio, estas dos hierbas en una fórmula más amplia incrementaron
el tiempo de supervivencia de los pacientes con cáncer que recibían quimioterapia. Las fórmulas basadas en estas dos hierbas se
utilizan en la actualidad en las clínicas para el SIDA en The Institute
for Traditional Medicine, en Portland, Oregon y en Owans Yin
Clinic, en San Francisco.

Una fórmula comercial similar, llamada Astra-8, la produce Health Concerns Company, en Oakland, California. Cuando asistí al National College of Naturolopathic Medicine, en Portland, Oregon, se daba rutinariamente la fórmula Astra-8 a los pacientes con SIDA en nuestra clínica. Un producto relacionado, Astraisatis, se utilizó después en el Healing AIDS Research Proyect, en Bastyr University, en Seattle, Washington. Ese estudio, llevado a cabo con pacientes de SIDA en la primera etapa, mostró que una combinación de terapias naturales ayudaba a retardar el desarrollo del SIDA.

Las hierbas que contiene Astra-8 son:

* tragacanto   (tónico *chi*)
* alheña   (tónico yin)
* ganoderma   (tónico *chi* y para la sangre)
* raíz de eleutero   (tónico *chi*)
* codonopsis   (tónico *chi*)
* schizandra   (tónico yin y yang, controla el sudor)
* orozuz   (tónico *chi*, auxiliar)
* oryza   (astringente, controla el sudor)
* azúcar de malta   (tónico*chi*)

El herbolario Ron Teeguarden sugiere que, como un tónico general, el tragacanto es superior al ginseng para las personas de menos de 40 años de edad. También es benéfico para las personas que trabajan o juegan al aire libre durante periodos prolongados y que están expuestas al viento frío. No se le conoce ninguna toxicidad, pero puede causar molestia, si lo toma cuando tiene señales de calor. Lo hice en varias ocasiones, antes de aprender la lección. En cada ocasión, pronto me sentí enfermo. Una erupción ligera apareció en mis piernas, mis ojos se enrojecieron y tuve comezón. Estoy seguro de que, si fuera vaca y hubiera tomado más, hubiera bramado y corrido en estampida. Las fórmulas comerciales que menciono aquí contienen hierbas equilibrantes para reducir este posible efecto.

Nombre común: Cordyceps
Nombre botánico: *Cordyceps sinensis*
Nombre chino: *dong chong zia cao*
Acción primaria: tonifica el yin y el yang
Órganos afectados: pulmón, riñón
Temperatura: neutral
Contraindicaciones: condiciones exteriores
Dosis: 5-12 gramos

Esta sustancia medicinal con apariencia extraña es un hongo que crece en los restos de las larvas de varios insectos. Tiene la apariencia de una protuberancia pequeña y larguirucha que brota en el cuerpo de una oruga seca. Tan extraño como su apariencia, éste es un tónico importante. Un prominente herbolario chino del siglo XVI aseguró que el cordiceps era tan efectivo como el ginseng para reconstruir un sistema agotado. El punto de vista más común es que no se trata de un tónico *chi* como el ginseng, pero se utiliza cuando una fórmula necesita un tónico yang o yin para la función de los riñones. También tonifica la función inmunológica dañada y es especialmente bueno para recuperarse de enfermedades debilitantes o de los síntomas del envejecimiento prematuro. Debido a que tonifica el yin y el yang, es más seguro para un uso a largo plazo, que los tónicos yang que son más calientes.

En China, el cordyceps con frecuencia se cocina con estofados de carne o con pato rostizado. Está disponible a granel en las tiendas chinas o puede ordenarse por correo. Utilice 12 piezas en una cacerola para estofar.

Nombre común: *Dendrobium*
Nombre botánico: *Dendrobium nobile*
Nombre chino: *shi hu*
Efecto primario: tónico yin para calor deficiente
Órganos afectados: pulmón, riñón
Temperatura: fría
Contraindicaciones: condiciones frías o neutrales; distensión abdominal, lengua con capa gruesa
Dosis: 6-12 gramos

Los tallos y las hojas de esta orquídea china son famosos en China y aparecen en el primer libro de medicina de ese país. Es la principal hierba tonificante para curar la deficiencia de calor con sed y fiebre baja prolongada. También es útil para el dolor de estómago y/o el huélfago seco, cuando están presentes señales de calor.

De acuerdo con el herbolario chino, Ron Teeguarden, el dendrobium es favorito de los taoistas para desarrollar la energía sexual o para recuperarse del exceso sexual. Sugiere que puede tomarse con orozuz como un té cotidiano.

En dosis muy altas, esta hierba ha causado convulsiones en animales.

Nombre común: *Dioscorea*
Nombre botánico: *Dioscorea opposita*
Nombre chino: *shan yao*
Acciones primarias: tónico *chi*
Acción secundaria: tónico para el yin y yan balanceados
Órganos afectados: bazo, pulmón, riñón
Temperatura: neutral
Contraindicaciones: condiciones de exceso
Dosis: 9-30 gramos

Este tónico *chi* se usa con mayor frecuencia como una hierba secundaria para apoyar otros tónicos más fuertes. La dioscorea es ubicua en mezclas tonificantes de sopas. Es útil en cualquier fórmula para tratar la mala digestión, los pulmones débiles, la debilidad debida al estrés o la función sexual debilitada. Algunas combinaciones son:

* Dioscorea con poria para la mala digestión
* Dioscorea con codonopsis para energía
* Dioscorea con cuerno de ciervo para deficiencia de los riñones

Nombre común: *Dong quai*
Nombre botánico: *Angelica sinensis*
Nombres chinos: *dang gui, tang kwei*
Acción primaria: tónico para la sangre
Acción secundaria: tónico yin
Órganos afectados: corazón, hígado, bazo
Temperatura: tibia
Contraindicaciones: señales de calor, diarrea, embarazo
Dosis: 3-15 gramos

El *dong quai* es una de las hierbas más famosas en China y posiblemente se usa con mayor frecuencia que cualquier otra. Apareció en el libro más antiguo de medicina china, *The Divine Husbandman's Classic of the Materia Medica*. El *dong quai* beneficia una amplia variedad de trastornos ginecológicos, incluyendo menstruación dolorosa, irregular, excesiva o escasa; infección vaginal y la infertilidad. Es en realidad como dos hierbas en una, porque desarrolla la sangre y promueve la circulación sanguínea a través de sus efectos que producen. Debido a estas propiedades que hacen circular la sangre, en ocasiones se usa después de un trauma doloroso que causa una contusión; el *dong quai* ayuda a curar dicha contusión. Se usa de la misma manera para el dolor producido por la artritis. En la medicina china, el dolor se considera con frecuencia como una señal de "*chi* inmóvil" o de "sangre coagulada". La investigación china ha demostrado que el *dong quai* tiene propiedades sedantes y que alivian el dolor. Sus propiedades de producir calor y promuever la circulación hacen que el *dong quai* esté contraindicado cuando están presentes señales de calor, en especial la deficiencia de calor, la cual agravará.

De acuerdo con la leyenda, el nombre chino *dang gui* tuvo su origen en una aventura amorosa infeliz. Un hombre joven, recién casado, partió hacia las montañas para probar su hombría, después de haber sido provocado por otros hombres en el pueblo. Le dijo a su esposa que si no regresaba en tres años, ella estaría en libertad para volver a casarse. Transcurrieron los tres años y él no regresó. La esposa se casó de nuevo. Pronto regresó el primer marido y a ambos se les rompió el corazón. La salud de ella empeoró y se debilitó. El primer marido le dio la raíz de una planta desconocida, que había encontrado en las montañas y ella recuperó la salud. Las palabras chinas *dang y gui* tienen tres posibles significados cuando se combinan: "debe regresar", "extraña al marido" y "orden adecuado". "Orden adecuado" encaja en la acción medicinal del *dong quai*, que restaura la sangre y su circulación adecuada. La imagen de la esposa (débil, pálida y con mala salud general) encaja en la imagen del paciente ideal del *dong quai*.

El *dong quai* puede conseguirse a granel en cualquier tienda china u ordenándose por correo. Viene en rebanadas grandes, las caracteriza su olor acre. Puede tomarse solo, en pedazos del tamaño de una moneda pequeña o hervido como un té simple. Prepare la infusión en un recipiente con tapa para conservar las sustancias volátiles que calientan. Algunas combinaciones posibles son:

❋ *Dong quai* con tragacanto
❋ *Dong quai* con rehmannia

❀ *Dong quai* con peonía y lycium
❀ *Dong quai* con dátiles de azufaifa

El *dong quai* es parte del Extracto de las Cuatro Cosas, el tónico para mujeres más famoso en China. La fórmula, que regula el ciclo menstrual, incluye también partes iguales de rehmannia, peonía y alheña.

Una fórmula popular china, disponible en las tiendas o por correo, es *Tan Kwei Gin*, un líquido que contiene aproximadamente un 70% de *dong quai* y el resto de la fórmula son tónicos *chi* equilibrantes y hierbas auxiliares.

Nombres comunes: raíz de eleutero, ginseng siberiano
Nombres botánicos: *Eleutherococcus-senticosus, Acanthopanax senticosus*
Nombres chinos: *ci-wu -jia, wu-jia-pi*
Uso principal: tónico *chi*
Órganos afectados: riñón
Temperatura: tibia
Contraindicaciones: señales de calor, insomnio
Dosis: 5-30 gramos . Tintura 2-20 ml/día. Use dosis más bajas con personas enfermas o ancianas.

El eutherococcus senticosus o raíz de eleutero. Parece ser una planta destinada a no ser nombrada correctamente. Se vende mucho en los Estados Unidos como "ginseng siberiano", pero no es un ginseng. Los científicos no llegan a ponerse de acuerdo respecto a su nombre latino y su nombre chino original, *wu-jia-pi*, fue compartido con otras 13 plantas, muchas de las cuales con propiedades totalmente diferentes a las de la raíz de eleutero. Analizaré estos problemas con mayor detalle, porque muchos consumidores creen que la raíz de eleutero es un equivalente del ginseng chino y del coreano.

El eleutero pertenece a la misma familia botánica del ginseng, pero esto no significa que sea ginseng. El nombre "ginseng siberiano" fue creado por los comerciantes con la esperanza de aprovechar la popularidad del verdadero ginseng. Los científicos clasifican las plantas y los animales de acuerdo con la familia, el género y la especie. Un ser humano (*Homo sapiens*) pertenece a la familia de los Primates, al género *Homo* y a la especie *sapiens* dentro de ese género. Los verdaderos ginsengs (del género *Panax*) pertenecen a la familia *Araliaceae*. Los ginsengs chino y americano son respectivamente las especies *ginseng* y *quinquefolium* de *Panax*.

Eleutherococcus senticosus pertenece también a la familia *Araliaceae*, pero no al género *Panax*. Para aclarar la relación, un ser humano moderno (*Homo sapiens*) y un ancestro prehistórico del ser humano (*Homo erectus*) tendrían similitudes importantes, pues pertenecen al mismo género y tendrían diferencias significativas, porque pertenecen a especies diferentes. Otros que pertenecen a la misma familia de los Primates, pero no al género Homo, incluyen a los monos, los chimpancés, los gorilas, los mandriles e incluso los pequeños gibones y no son similares a los humanos. Botánicamente, Eleutherococcus senticosus, pertenece a la misma familia que Panax ginseng o Panax quinquefolium y tiene similitudes con esas plantas, pero las diferencias entre ellas son tan grandes como las que hay entre un ser humano y un chimpancé.

Consulte la lista que aparece a continuación para ver el lugar de la raíz de eleutero en la familia Araliaceae.

En la actualidad, los científicos ni siquiera están de acuerdo en el nombre del género *Eleutherococcus* para la raíz de eleutero. Los botánicos rusos le dieron su primer nombre botánico latino. *Hedera senticosa*, en 1856. En 1859, el botánico ruso, Maximowicz, retiró la planta del género *Hedera*, la nombró *Eleutherococcus* senticosus y reconoció a *Eleutherococcus* como un género distinto. Tiempo después, el mismo año, un botánico alemán combinó el género Eleutherococcus con el género *Acanthopanax*, que anteriormente había sido un subgénero de *Panax*, el género de los verdaderos ginsengs. La mayoría de los botánicos en todo el mundo en la actualidad llaman al género *Eleutherococcus*, pero los científicos chinos todavía lo llaman *Acanthopanax* y a la raíz de eleutero la llaman *Acanthopanax senticosus*.

Los primos botánicos del ginseng

Algunas plantas tonificantes de la familia Araliaciae:

Género Panax

Panax ginseng	ginseng chino o coreano
Panax quinquefolium	ginseng americano
Panax japonicus	ginseng japonés
Panax pseudoginseng	ginseng tienchi

Género Eleutherococcus (Acanthopanax)

Eleustherococcus senticosus	eleutero, ginseng siberiano, *ci-wu-jia*, *wu-jia-pi*
Eleutherococcus gracilistylus	*wu-jia-pi*
Eleutherococcus sessiflorus	*wu-jia-pi*

Género Aralia

Aralia racemosa	zarzaparrilla americana
Aralia californica	espicanardo americano
Aralia nudicaulis	espicanardo americano
Aralia quinquefolia	espicanardo americano

Género Oplopanax

Oplopanax horridum	palo del diablo

El misterio del Wu-jia-pi

El nombre chino común de la raíz de eleutero es incluso más confuso que los nombres latinos occidentales. El *Divine Husbandman's Classic* del siglo I aC. mencionaba una planta llamada *Wu-jia-pi* como útil para proporcionar energía y para curar el reumatismo. Estaba clasificada en la categoría media de las medicinas, no como un tónico. No es claro a qué planta se refiere el texto. porque al menos 13 plantas diferentes, probablemente incluyendo *Eleutherococcus (Acanthopanax) senticosus*, *Eleutherococcus (Acanthopanax) gracilistylus* y *Periploca sepium*, se utilizaron en China a través de los siglos y todas se llamaban *wu-jia* o *wu-jia-pi*.

Un médico chino en el año 500 dC comentó que "el mejor *Wu-jia-pi* es el de cinco hojas", tal vez sea el *Eleutherococcus senticosus*, que por lo general tiene cinco hojas. Más adelante, en el siglo XVI, el médico chino Li Shih-Chen repitió que el *wu-jia* "de cinco hojas" era el mejor y lo dibujó. Éste se asemeja bastante al *Eleutherococcus senticosus*. Asimismo, él cambió la clasificación de la hierba de la clase media de hierbas a la clase más alta, la de las hierbas tonificantes. Observe que tradicionalmente, la corteza de la raíz de las plantas *wu-jia-pi* se utilizó con frecuencia en la medicina china en lugar de la raíz entera.

TABLA 8.2

LAS PLANTAS CHINAS SE CLASIFICAN HISTÓRICAMENTE CON EL NOMBRE CLÁSICO *WU-JIA-PI*

Nombre latino	Nombre chino moderno
Eleutherococcus (Acanthopanax) senticosus	*ci-wu-jia*
Eleutherococcus (Acanthopanax) gracilistylus	*wu-jia-pi*
Periploca sepium	*xiang-jian-pi*

En las últimas décadas, los chinos han renombrado las tres especies que comúnmente llevan el nombre *wu-jia-pi*. *Eleutherococcus senticosus* se llama ahora *ci-wu-jia* y la raíz entera se especifica; Eleutherococcus gracilistylus (corteza de la raíz) es en la actualidad la única planta que se llama *wu-jia-pi*; y *Periploca sepium* (corteza de la raíz) se llama ahora *xiang-jian-pi*.

Esta confusión de las tres plantas llamadas *wu-jia-pi* puede haber tenido un efecto negativo en la reputación del eleutero en China. Aparentemente, las tres se utilizaban intercambiablemente, pero la última especie, *Periploca sepium* tiene el potencial de ser tóxica y no puede tomarse durante periodos prolongados. Es posible que esta planta y los efectos más débiles del *Eleutherococcus gracilistylus* menos poderoso, diera al *Eleutherococcus senticosus* una mala reputación; éste puede ser un motivo por el que el eleutero ya no se utiliza tan ampliamente en china en la actualidad. La sustitución del periploca por la raíz de eleutero ha provocado reacciones tóxicas de productos etiquetados como ginseng siberiano en Estados Unidos. En la década de los años cincuenta, los investigadores rusos descubrieron las propiedades tónicas más poderosas de la raíz entera.

El eleutero y el *Chi* en la medicina china

El eleutero nunca ha tenido un lugar en la medicina china comparable con el del ginseng asiático o el americano y esto refleja su actividad más débil como tónico. Es reconocido como tónico para el riñón *chi* y aumenta la resistencia al estrés, así como la restauración sexual, pero no se usa como ginseng ni nunca se sustituye por el ginseng en China. Incluso después de que el médico Li Shih-Chen aclaró la identificación botánica del eleutero y lo catalogó entre las hierbas tonificantes, hace casi 400 años, nunca fue considerado un tónico *chi* general. Como comparación, considere que cuando los chinos estuvieron en contacto con el ginseng americano, en el siglo XVIII, se desarrolló un gran comercio con este ginseng, el cual continúa en la actualidad, a pesar de que no es un tónico poderoso como el ginseng asiático. El conodopsis entró también en la medicina china en el siglo XVIII y con rapidez sustituyó al ginseng.

Después de que los investigadores rusos aseguraron, hace 40 años, que la raíz del eleutero es un tónico más poderoso que el ginseng chino, los científicos chinos se interesaron en ésta y la incluyeron en la farmacopea china oficial como tónico y adaptógeno. Sin embargo, nunca se ha desarrollado un comercio comparable con el del ginseng americano. Los chinos todavía pagan bien el ginseng chino y el americano, que son poco comunes en el campo y deben cultivarse con gran costo, aunque el eleutero crece silvestre como una hierba común. Si utilizáramos la terminología del beisbol, el ginseng es una "liga mayor", el ginseng americano es una "liga menor" y el eleutherococcus es una "liga colegial". Aún se considera un juego de pelota, pero mientras haya ligas mayores y menores, es poco probable que los amantes del beisbol asistan a un juego colegial un sábado por la tarde. La corteza de eleutero todavía se prepara en vino de arroz y se usa, no como un tónico, sino para tratar la artritis. La raíz de eleutero se utiliza en la actualidad en algunos hospitales chinos, junto con la quimioterapia, para reducir los efectos secundarios tóxicos del tratamiento contra el cáncer.

En la ex Unión Soviética se llevó a cabo una investigación muy a fondo sobre los efectos adaptogénicos de la raíz de eleutero. Hoy en día se usa ampliamente en Rusia como un adaptógeno para incrementar la resistencia al estrés, los resfriados y la gripe y es muy efectiva para dichos propósitos. El producto ruso se extrae en un 33% de alcohol. La raíz de eleutero tiene efectos estimulantes más inmediatos que los de la mayoría de las hierbas tonificantes y esto puede contribuir al concepto erróneo de que es un tónico superior. También puede estimular excesivamente con facilidad, con síntomas tales como el insomnio, la ansiedad y la tensión en los hombros.

La raíz de eleutero, generalmente etiquetada ginseng siberiano, se puede conseguir a granel, en cápsulas o en tinturas, en la mayoría de las tiendas naturistas y en las herbolarias. Sería sabio elegir las tinturas, puesto que la mayor parte de la investigación de la raíz de eleutero se llevó a cabo con extractos de alcohol. La compañía HerbPharm prepara un producto de acuerdo con las especificaciones de la investigación rusa y lo concentra para duplicar su fuerza.

Nombre común: Eucommia
Nombre botánico: *Eucommia ulmoides*
Nombre chino: *du zhong*
Acción primaria: tónico yang
Órganos afectados: riñón, hígado
Temperatura: tibia
Contraindicaciones: señales de calor
Dosis: 6-15 gramos

La eucommia se usa como un tónico yang para tratar la debilidad sexual y para fortalecer los huesos. También ayuda al flujo del *chi* y de la sangre y en ocasiones se usa como auxiliar en las fórmulas tónicas para mejorar la circulación. Se ha descubierto que el té de eucommia tiene propiedades que disminuyen la presión arterial y efectos antiinflamatorios. La eucommia se usa en China para evitar el aborto.

La eucommia puede obtenerse a granel en las tiendas chinas u ordenarse por correo. Puede usarse sola como té para la presión arterial ligeramente alta. Casi siempre no se utiliza sola, sino que se añade a otras fórmulas tónicas yang para mejorar la circulación.

Nombre común: *Fo-Ti*
Nombre botánico: *Polygonum multiflorum*
Nombre chinos: *he shou wu*
Acciones primarias: tónico para la sangre y yin
Órganos afectados: riñón, hígado
Temperatura: ligeramente tibia
Contraindicaciones: Deficiencia del bazo, mucosa excesiva
Dosis: 9 gramos

El *he shou wu* es uno de los tónicos más famosos en China y se utiliza como tónico general para posponer o revertir los efectos del envejecimiento. Lleva el nombre de un hombre chino del siglo VII llamado He. Un granjero retirado, demasiado anciano para seguir trabajando la tierra, tuvo que ir al bosque a buscar comida durante una hambruna. Regresó varios meses después y los aldeanos notaron que su cabello gris tomaba de nuevo un color negro y que parecía más joven que cuando había partido. Él explicó que se vio obligado a comer las raíces de una planta particular, que la gente le puso su nombre en su honor. *He shou wu* significa "Señor He con cabello negro". La hierba apareció por primera vez en un libro de medicina china en el año 713 dC. *Fo-Ti*, el nombre común en Estados Unidos, fue inventado por conveniencia comercial en la década de los años setenta.

El poder de esta hierba lo demuestra su popularidad en Japón, donde se llama *kashuu*. Fue llevada allí por primera vez a principios del siglo XIII. Su uso se extendió con rapidez y en la actualidad continúa siendo una de las hierbas tonificantes más populares. Es una de mis favoritas como hierba tonificante. 30 gramos mezclados con otras hierbas me ayudaron a recuperarme con rapidez de un estado de cansancio extremo y todavía la utilizo cuando estoy agotado debido al trabajo excesivo, en especial cuando trabajo ya avanzada la noche. Se usa en la medicina tradicional china para los síndromes de la sangre deficiente y del yin, con síntomas tales como insomnio, mareo y visión borrosa. También se utiliza para los síndromes del riñón deficiente, tales como cabello cano prematuro, dolor en la parte baja de la espalda o en las rodillas, eyaculación prematura e infertilidad.

Aunque el *he shou wu* calienta ligeramente, no está contraindicado en padecimientos que por lo general se consideran de calor. En realidad, incluso disminuye la fiebre. En estudios clínicos, se dio té de *he shou wu* y de glicirriza a 17 pacientes con fiebre recurrente debido a la malaria. En 15 casos, los síntomas desaparecieron por completo; las dos incidencias se trataron con éxito con la misma fórmula. El *he shou wu* tiene propiedades sedantes que a su vez disminuyen la presión arterial. Los médicos chinos convencionales y los tradicionales lo usan para disminuir el colesterol. En un estudio clínico, se dio té de *he shou wu* a 88 pacientes con un nivel alto de colesterol. Los niveles de colesterol disminuyeron en 78 pacientes y aumentaron en 8 (el aumento no necesariamente se debió al *he shou wu*). En experimentos con animales, el *he shou wu* aumentó el conteo de los glóbulos rojos y mejoró la resistencia al frío.

El "Señor He con cabello negro" se consigue natural o procesado. La forma procesada es la que puede conseguirse en Estados Unidos. Las raíces se cocinan en el caldo de frijoles negros y adquieren el color café oscuro de los frijoles. Las raíces sin procesar tienen una propiedad laxante, la cual elimina casi en su totalidad el método del procesamiento. En China, los herbolarios usan la raíz sin procesar como laxante y para desintoxicar los furúnculos y acumulaciones similares. Los efectos secundarios de la raíz procesada pueden incluir una mayor frecuencia de evacuaciones, dolor abdominal ligero o rostro sonrojado. Esto pasará generalmente en uno o dos días.

Las raíces pueden conseguirse en cualquier tienda china u ordenarse por correo. El *he shou wu* y el ginseng, combinados en partes iguales, son un tónico general magnífico. Prepárelos como té o extracción de vino. Los textos chinos aconsejan que no se cocine el *he shou wu* en un recipiente de metal. Algunas otras combinaciones posibles:

❀ *he shou wu* con codonopsis
❀ *he shou wu* con *dong quai*
❀ *he shou wu* con eucommia
❀ *he shou wu con peonía y ligusticum*

Otros dos productos chinos populares y baratos pueden conseguirse en las tiendas chinas o a través de East Earth Tradewinds son *Shou Wu Pian* y *Shou Wu Chih*. El primero es *he shou wu* 100% con azúcar. El segundo, un líquido, combina el *he shou wu* con el *dong quai* y algunas otras hierbas. Fo-Ti Dragon Eggs, un producto estadunidense, es más costoso, pero mucho más potente.

Nombre común: ganoderma
Nombre botánico: *Ganoderma lucidum*
Nombre chino: *ling zhi*
Propiedades: tónico *chi*
Órganos afectados: los cinco órganos principales, dependiendo del tipo
Temperatura: tibia
Contraindicaciones: señales de exceso
Dosis: 3-9 gramos

El hongo ganoderma, en ocasiones llamado en Estados Unidos por su nombre japonés, *reishi*, es un sedante que estimula el sistema inmunológico. Apareció por primera vez en el libro más antiguo de medicina china. Este libro identificó seis tipos de *ling zhi* por sus colores: rojo, negro, azul, amarillo, blanco y púrpura. Todos son tónicos *chi*, pero cada uno afecta diferentes sistemas de órganos. Aunque todos se llaman *ling zhi*, algunos son en realidad especies diferentes del género *ganoderma*. Los dos tipos que comúnmente se encuentran son el rojo y el negro. No son similares, el rojo es más redondo y compacto y el negro más largo y fibroso o carnoso. El rojo tiene un sabor amargo y el negro es más salado. El *ling zhi* rojo afecta el *chi* y todos los órganos; afecta en especial el corazón con sus propiedades sedantes y calmantes. El negro tiene un efecto más fuerte en el riñón.

Se ha llevado a cabo una investigación científica muy amplia en relación con el ganoderma, en especial en Japón. Es un estimulante del sistema inmunológico, aumenta la resistencia a la infección y a los tumores. Tiene también propiedades cardiotónicas, disminuye el colesterol y mejora la circulación de la sangre a través de las arterias coronarias. Varios estudios clínicos han mostrado que es efectivo para la bronquitis crónica.

El ganoderma es especialmente útil como sedante para el nerviosismo, la intranquilidad y el insomnio, que acompañan con frecuencia una deficiencia general.

Si en cualquier tienda china pide el *ling zhi*, le mostrarán varios productos para que elija. El que a mí me agrada combina los seis tipos de ganoderma. Puede comprar también los hongos a granel y prepararlos en un té. El ganoderma es un ingrediente común en las fórmulas tónicas y casi siempre se agrega por sus acciones sedantes que a su vez estimulan el sistema inmunológico.

Nombre común: glehnia
Nombre botánico: *Glehnia littoralis*
Nombre chino: *bei sha shen*
Acción primaria: tónico yin y tónico para el pulmón
Organos afectados: pulmón y estómago
Temperatura: fresca
Contraindicaciones: tos aguda o síntomas de resfriado
Dosis: 9-15 gramos

Esta hierba se incluye en las fórmulas tónicas yin, cuando el síntoma predominante es una tos crónica seca. También se usa para la piel seca y que produce comezón. La investigación en China muestra que tiene un efecto analgésico y que puede disminuir la fiebre.

Puede conseguirse a granel en las tiendas chinas u ordenarse por correo. Puede añadirse a otras fórmulas para el yin deficiente.

Nombre común: dátiles de azufaifa, dátiles rojos
Nombre botánico: *Zizyphuys jujuba*
Nombre chino: *da zao, hong zao*
Acción primaria: tónico *chi*
Acciones secundarias: tónico yin, sedante, auxiliar para las hierbas acerbas armonizantes
Órganos afectados: bazo, estómago, corazón
Temperatura: neutral
Contraindicaciones: abotagamiento abdominal y distensión; parásitos intestinales
Dosis: 3-10 dátiles

Los dátiles rojos son un ingrediente común de muchas fórmulas tonificantes. Estas frutas de sabor agradable son un tónico *chi* y para el bazo, pero se incluyen también en fórmulas como auxiliares para mejorar la digestión y la absorción. Los dátiles rojos son un acompañante natural de los tónicos *chi* que dan calor, como el ginseng o el tragacanto y son benéficos en cualquier fórmula tonificante yang. También humedecen un sistema reseco y tienen efecto sedante. Los dátiles rojos son útiles en cualquier fórmula tonificante para el insomnio. La investigación con animales muestra que éstos aumentan de peso y soportan más, y que puede tener un efecto curativo y protector sobre el hígado.

Los dátiles rojos pueden conseguirse en cualquier tienda china u ordenarse por correo. Los dátiles frescos por lo general pueden conseguirse en las tiendas chinas, de mejor calidad que los dátiles secos. Pueden comerse solos como bocadillos o cocinarse junto con los alimentos. Cuando mi digestión está un poco lenta, me gusta masticar uno o dos dátiles. En China, el ginseng generalmente se toma como té o alcohol preparado con dátiles de azufaifa para mejorar su digestión.

Nombre común: raíz de orozuz
Nombre botánico: *glycyrrhiza uralensis, Glysyrrhiza glabra*
Nombre chino: *gan cao*
Acción primaria: tónico *chi*
Órganos afectados: principalmente bazo y pulmón; todos los 12 órganos hasta cierto punto
Temperatura: neutral (el orozuz frito en miel caliente)
Contraindicaciones: náusea, enfermedad que produzca calor, enfermedad del riñón, presión arterial alta, embarazo, edema (orozuz frito en miel: señales de calor)
Dosis: 3-12 gramos

El orozuz es famoso en Occidente como dulce, pero la mayoría de los dulces de orozuz se preparar con saborizantes de anís y no con orozuz verdadero. Esta hierba, que en el libro más antiguo de medicina china aparece colocado en la clase superior, se usa más que cualquier otra hierba en las fórmulas chinas. Es quizá la hierba más versátil en las farmacopeas orientales u occidentales, y puede aliviar la enfermedad respiratoria, los problemas digestivos, los trastornos menstruales, los padecimientos inflamatorios, las enfermedades autoinmunes y la enfermedad del hígado crónica. En la medicina china, se dice que la raíz de orozuz afecta todos los meridianos y los sistemas de órganos y éste es su valor en una fórmula tonificante; puede guiar el *chi* hacia todos los sistemas. Modera también los efectos secundarios de las hierbas fuertes.

La investigación ha mostrado que el orozuz puede tratar una amplia variedad de enfermedades:

* Fortalece la digestión y ha curado las úlceras en el 80% de los pacientes, en estudios clínicos.
* Es expectorante para los pulmones y la investigación muestra que es tan efectivo como la codeína para suprimir la tos.
* Tiene un efecto estrogénico ligero y se usa en muchas formas ginecológicas occidentales.
* La glicirricina, el elemento activo principal del orozuz, la usan los médicos convencionales en Japón para tratar la hepatitis crónica. En los estudios clínicos chinos, el orozuz curó un 70% de los casos de hepatitis crónica, después de dos o tres meses de tratamiento.
* En los pacientes con SIDA, puede restaurar el funcionamiento normal del hígado.
* Tiene efectos antialérgicos similares a los de la cortisona, aunque no tan fuertes. Cuando se toma junto con la cortisona, incrementa su efecto y su duración.
* Puede ser benéfico para tratar el asma bronquial.

La raíz de orozuz puede causar efectos secundarios si se toma en grandes dosis y durante periodos prolongados. Estimula las glándulas suprarrenales y aumenta el efecto de las hormonas esteroides, causando presión arterial alta, edema, dolor de cabeza y pérdida de potasio.

Nombre común: ligustro, alheña
Nombre botánico: *Ligustrum lucidum*
Nombre chino: *nu zhen zi*
Uso primario: tónico yin
Órganos afectados: hígado, riñón

Temperatura: neutral
Contraindicaciones: yang deficiente; diarrea con señales de frío
Dosis: 5-15 gramos

Esta hierba no se usa sola, sino que se incluye en fórmulas para el yin deficiente, cuando predomina la deficiencia del riñón (los síntomas pueden incluir encanecimiento prematuro, mareo, visión borrosa, dolor en la parte baja de la espalda, piernas y rodillas débiles y tinnitus).

El ligustro ha recibido atención en la investigación occidental como parte de una fórmula con tragacanto. Las combinaciones tragacanto-ligustro se han utilizado con éxito para tratar el cáncer y el SIDA.

El ligustro rara vez puede conseguirse en las tiendas naturistas, pero sí puede encontrarlo en las tiendas chinas.

Nombre común: bayas de lycium
Nombre botánico: *Lycium chinensis*
Nombre chino: *gao chi zhi*
Uso primario: sangre y tónico yin
Órganos afectados: hígado, riñón
Temperatura: neutral
Contraindicaciones: abotagamiento abdominal, padecimientos
    inflamatorios
Dosis: 6-15 gramos

Estas frutas, semejantes a pequeñas grosellas rojas, son comunes en las fórmulas de hierbas chinas. Además de nutrir la sangre y el yin, son útiles para la deficiencia renal, con síntomas tales como dolor en la parte baja de la espalda, rodillas débiles, debilidad sexual, mareo y visión borrosa. También las usan en los hospitales chinos para tratar la presión arterial alta.

Pueden conseguirse en las tiendas chinas o a través de East Earth Tradewinds. Algunas combinaciones posibles:

✳ Lycium y ginseng
✳ Lycium y codonopsis
✳ Lycium y rehmannia
✳ Lycium y schizandra

También pueden tomarse como refrigerios o usarse para cocinar. Me gusta colocar un puñado sobre una olla con arroz basmati recién cocinado. Las cubro y las dejo en el vapor por un tiempo. En seguida las mezclo. Éste es un platillo de arroz delicioso, colorido y saludable.

Nombre común: morinda
Nombre botánico: *Morinda officinalis*
Nombre chino: *ba ji tian*
Acción primaria: tónico yang
Órganos afectados: hígado, riñón
Temperatura: tibia
Contraindicaciones: deficiencia de calor
Dosis: 5-15 gramos

Aunque esta hierba aparecía en el libro más antiguo de medicina china, no se utiliza sola. Se incluye en fórmulas tonificantes del yang y la sangre, cuando están presentes señales de frío y si predominan los síntomas del riñón. Fortalece los músculos y los huesos. La encuentra en las tiendas chinas. Se combina bien con *dong quai*, rehmannia o lycium.

Nombre común: peonía
Nombre botánico: *Paeonia lactiflora*

Nombre chino: *bai shao*
Acción primaria: sangre y tónico yin
Órganos afectados: hígado, bazo
Temperatura: fría
Contraindicaciones: diarrea con señales de frío
Dosis: 6-15 gramos

La raíz de peonía es un tónico femenino importante en la medicina china. Está muy relacionado medicinalmente con la raíz del espárrago. Aunque sus texturas son totalmente diferentes, ambas tienen cantidades importantes del mismo componente, *asparagina*. Ésta es una hierba tonificante primaria para los cólicos menstruales y otros trastornos de la menstruación. Con frecuencia se utiliza en lugar del *dong quai*, que calienta, cuando están presentes señales de calor. Tiene propiedades antiespasmódicas, que ayudan a toda clase de cólicos y espasmos. Es una adición valiosa a las fórmulas tonificantes del *chi*, que pueden causar tensión, porque alivia dicha tensión. También se usa para aliviar los sudores nocturnos en pacientes que tienen un yin deficiente. La investigación china muestra que disminuye la presión arterial.

La peonía es uno de los miembros del Four Things Decoction, el tónico femenino más famoso en China, que incluye también *dong quai*, rehmannia y ligusticum.

Puede conseguirse a granel en las tiendas chinas. Algunas combinaciones posibles:

❋ Peonía con orozuz
❋ Peonía con *dong quai*
❋ Peonía con rehmannia

Nombre común: poria
Nombre botánico: *Poria cocos*
Nombre chino: *fu ling*

Acción primaria: tónico *chi*, especialmente *chi* bazo; sedante
Órganos afectados: bazo, corazón, pulmón
Temperatura: neutral
Contraindicaciones: orina frecuente con señales de frío
Dosis: 9-15 gramos

Esta planta es un hongo blanco y redondo que crece bajo la tierra sobre las raíces de los árboles coníferos. Drena la humedad acumulada en el aparato digestivo superior y alivia el abotagamiento abdominal. Se incluye en muchas fórmulas de tónicos *chi* y para la sangre, que pueden tener la tendencia de promover el abotagamiento abdominal. Es un diurético fuerte y un sedante de primera clase, proporciona alivio para el insomnio y la ansiedad. La investigación china muestra que disminuye la presión arterial y los niveles de azúcar en la sangre.

La poria puede conseguirse a granel en las tiendas chinas. Es miembro de la famosa fórmula tonificante Cuatro Caballeros, que también incluye ginseng (o codonopsis), atractylodes y orozuz.

Nombre común: ginseng príncipe
Nombre botánico: *Pseudostellaria heterophylla*
Nombres chinos: *hai er shen, tai zi shen*
Acción primaria: tónico yin
Órganos afectados: bazo, pulmón, corazón
Temperatura: neutral
Contraindicaciones: ninguna
Dosis: 6-15 gramos

El ginseng príncipe no está relacionado botánicamente con el ginseng chino, pero su acción es similar, aunque más débil. Las raíces de ginseng príncipe son semejantes a las raíces pequeñas del ginseng chino. El ginseng príncipe es más suave que el codonopsis, pero es un valioso sustituto del ginseng para las personas a las que el ginseng o el codonopsis les resulta demasiado estimulante. El ginseng príncipe en combinación con la schizandra resultó efectivo en los estudios clínicos chinos para el cansancio nervioso.

El ginseng príncipe puede conseguirse en las tiendas chinas. Cuesta aproximadamente una décima parte del precio del ginseng. Úselo como el ginseng, en un té con dátiles de azufaifa o combínelo con bayas de schizandra. El ginseng príncipe se usa en ocasiones como componente en las fórmulas tonificantes que se encuentran en las tiendas naturistas.

Nombre común: rehmannia
Nombre botánico: *Rehmannia glutinosa*.
Nombres chinos: *shi di huang, di huang*
Usos primarios: sangre y tónico yin
Órganos afectados: hígado, riñón, corazón
Temperatura: ligeramente tibia
Contraindicaciones: mala digestión, abotagamiento abdominal,
     flemas excesivas, dolor por *chi* inmobilizado
Dosis: entre 9 y 28 gramos

La rehmannia apareció en el libro más antiguo de medicina china y en la actualidad continúa siendo un tónico femenino famoso. Es una hierba primaria en las fórmulas para tonificar la sangre y para la deficiencia del yin, con síntomas tales como palidez, mareo, palpitaciones, insomnio y disfunción menstrual. Es también la hierba principal para tratar el yin deficiente, cuando predominan los síntomas del riñón, como sudores nocturnos, dolor en la parte baja de la espalda, esterilidad, debilidad sexual y cicatrización lenta de huesos o carne. Es especialmente importante para tratar enfermedades tales como la diabetes.

La rehmannia puede disminuir la presión arterial. En un estudio clínico chino, 62 pacientes con presión arterial alta y sin contraindicaciones respecto a la rehmannia la tomaron durante dos semanas. Disminuyeron su presión arterial y los niveles de colesterol sérico.

La rehmannia puede ser difícil de digerir y el uso excesivo puede producir abotagamiento abdominal y diarrea. Los efectos secundarios iniciales, como diarrea ligera, dolor abdominal, mareo y poca energía, por lo general desaparecen con el uso continuado.

La rehmannia se consigue como raíz o en forma preparada al vapor. Ambas presentaciones tienen propiedades tonificantes. Las raíces preparadas al vapor son negras y tienen propiedades que calientan, mientras que la raíz es fría y en ocasiones la prefieren en China durante el clima cálido. Las raíces preparadas son muy comunes en este país, pero las raíces crudas pueden obtenerse ordenándolas por correo a Frontier Herbs.

La rehmannia es una de las hierbas de *Four Things Decoction*, el tónico femenino más famoso en China. Las otras hierbas son: *dong quai*, peonía y ligusticum. La rehmannia se combina bien con el *dong quai* o con la raíz de espárrago, como un té simple.

Una forma de preparar la rehmannia es remojándola en vino durante tres semanas. Añada unas semillas de hinojo o cardamomo para mejorar la digestión. Tome dosis de una copa de vino al día. En la medicina china se considera que el vino en sí mejora la circulación.

La rehmannia es un ingrediente común en los productos chinos. Una fórmula popular es *Women's Precious Pills*, que puede conseguirse en las tiendas chinas o a través de East Earth Tradewinds. K'an Herbals vende una variación excelente de este producto, fabricado con hierbas de alta calidad y utilizando el ginseng en lugar del codonopsis en la fórmula original. Otro producto chino que contiene rehmannia es *Chih Pai Di Huang Wan*, que contiene también hierbas refrescantes para los bochornos de la menopausia.

Nombre común: Jalea real
Nombre chino: *feng wang jiang*
Uso principal: tónico *chi* y sangre
Órganos afectados: hígado y bazo
Temperatura: neutral
Contraindicaciones: condiciones de exceso

En un panal, las abejas obreras producen una secreción glandular de la miel conocida como *jalea real*. Ésta es la dieta total de la abeja reina del panal. Debe ser una dieta magnífica, porque la reina vive entre cinco y seis años, mientras que las obreras sólo viven cuatro o cinco meses. La jalea real, un tónico *chi* para la sangre, no es una medicina china tradicional y se descubrió recientemente. Sin embargo, es muy popular en China, mezclada con otros tónicos en forma de medicinas de patente.

Estas medicinas de patente son muy comunes en las tiendas naturistas estadunidenses. Algunos productos comunes son *Ren Shen Feng Wang Jiang*, ginseng y jalea real. *Ling zhi Feng Wang Jiang*, hongo ganoderma con jalea real, codonopsis y bayas de lycium. El *Feng Ru Jiang*, jalea real con codonopsis y tragacanto. Bei Jing Feng Wang Jiang contiene sólo jalea real. Los cuatro son tónicos generales, especialmente adecuados para el *chi* deficiente.

Nombre común: bayas de schizandra
Nombre botánico: *Schizandra sinensis*
Nombre chino: *wu wei zi*
Uso principal: tónico astringente
Órganos afectados: pulmón, riñón
Temperatura: tibia
Contraindicaciones: señales de calor, embarazo
Dosis: 6-9 gramos

La schizandra, que apareció en el libro más antiguo de medicina china, se usa comúnmente en la medicina china como astringente para síntomas tales como diarrea o sudor excesivo, que con frecuencia acompañan a los síndromes de deficiencia. Tiene propiedades tónicas propias, reduce el cansancio nervioso, mejora la resistencia, fortalece los reflejos e incrementa la eficiencia en el trabajo. Tiene también propiedades sedantes útiles para el insomnio debido a una deficiencia. Se incluye en las fórmulas chinas para falta de energía, insomnio, diarrea, debilidad sexual, sudor involuntario, tuberculosis, asma y diabetes.

En un estudio clínico chino, se dieron extractos de alcohol de schizandra a 73 pacientes que padecían neurastenia (agotamiento nervioso). Se curaron 43 pacientes y 13 mejoraron en forma significativa.

Si se toma sola y en dosis altas, la schizandra puede causar intranquilidad e insomnio. Contiene también sustancias amargas llamadas taninos. Dichas sustancias quizá son en parte responsables de sus propiedades astringentes. Para uso como tónico, remoje las bayas durante unas horas para reducir la amargura, escurra el agua y séquelas de nuevo. Las bayas remojadas pueden remojarse después en vino durante varias semanas, para preparar un tónico excelente para el riñón.

La schizandra puede conseguirse a granel en las tiendas chinas. Por lo general no se usa sola. Algunas combinaciones posibles:

✾ Schizandra con codonopsis
✾ Schizandra con tragacanto
✾ Schizandra con bayas de lycium y orozuz
✾ Schizandra con rehmannia

Nombre común: ginseng tienchi, ginseng sanchi
Nombre botánico: *Panax pseudoginseng*
Nombres chinos: *tienchi, sanchi*

Uso primario: medicina traumática
Uso secundario: tónico *chi*
Órganos afectados: hígado, estómago, intestino grueso
Temperatura: tibia
Contraindicaciones: embarazo, precaución en sangre deficiente
Dosis: 1-3 gramos de polvo; 3-9 gramos de raíz para té

Una preparación de este pariente cercano del ginseng se dio a las tropas de Vietnam del norte durante la guerra de Vietnam. Aunque los soldados en Asia han utilizado de vez en cuando el ginseng chino para incrementar la resistencia durante el combate, esta hierba se usó con un propósito muy diferente: reduce el sangrado. Los soldados la utilizaron como primer auxilio para heridas de bala, hasta que podían recibir atención médica. También se usa en los hospitales chinos para el sangrado grave en el tracto gastrointestinal, los pulmones o la nariz.

Tuve noticias del tienchi cuando me desgarré algunos ligamentos del hombro mientras jugaba basquetbol. En el transcurso de dos días, un feo moretón producido por el sangrado interno se extendió desde mi hombro hasta el codo. Mi acupunturista me dio ginseng tienchi en forma de polvo; el sangrado interno cesó rápidamente, el dolor disminuyó y el moretón desapareció con rapidez. El tienchi también se usa para esguinces, distensiones, menstruación dolorosa y otras clases de sangrado externo o interno, cuando la sangre forma moretones.

El tienchi se usa en China con los pacientes que sufren ataques cardiacos y con los que padecen enfermedad de la arteria coronaria. Los estudios clínicos muestran que incrementa el flujo de sangre a través de las arterias y disminuye los niveles de colesterol.

El tienchi contiene algunos componentes de su pariente cercano, el ginseng, y a veces se usa también como tónico general. En un estudio clínico, se usó junto con la quimioterapia para el cáncer y mejoró el éxito del tratamiento. El tienchi aumenta la eficiencia de la función circulatoria en los atletas. En estudios que se hicieron con levantadores de pesas y nadadores, se descubrió que disminuye el ritmo cardiaco máximo y acelera la recuperación del pulso normal después del ejercicio. Puede ser un tónico preferido para los atletas que están en contacto con los deportes, porque aumenta su eficiencia y ayuda a sanar golpes e hinchazones.

El tienchi puede conseguirse a granel, en polvo, rebanado o la raíz entera, en Spring Wind. Las raíces enteras también puede conseguirlas en East Earth Tradewinds y en algunas tiendas chinas. La medicina preparada que tomé para mi hombro se llama *Yunnan Paiyao*. Viene como polvo en ampolletas pequeñas, con una píldora roja sobre la botella o como cápsulas. La píldora es únicamente para casos de sangrado severo y shock traumático, no para un traumatismo atlético normal. Para el sangrado externo, el polvo puede rociarse directamente sobre la herida o tomarse con agua. Para las distensiones, los esguinces, los golpes y el sangrado ginecológico, tómelo con vino. El *Yunnan Paiyao* puede conseguirse en cualquier tienda china o a través de East Earth Tradewinds o el Institute for Tradicional Medicine. Es un compuesto excelente para un botiquín de primeros auxilios.

Hierbas auxiliares

Algunas hierbas que no son tónicas se encuentran con frecuencia en las fórmulas tonificantes. Se añaden para mejorar la digestión y la circulación del *chi* y la sangre generada por las hierbas tonificantes. La mayoría son de naturaleza caliente y estimulantes circulatorios. Recuerde que la mala digestión con frecuencia acompaña a los síndromes de deficiencia y que uno de los principales trastornos del *chi* es el *chi* inmovilizado que no fluye adecuadamente. Estas hierbas auxiliares ayudan a solucionar ambos problemas. El orozuz y los dátiles de azufaifa se añaden a muchas fórmulas tonificantes como hierbas auxiliares para mejorar la digestión y como tónicos menores. A continuación menciono algunas otras hierbas:

Cáscaras cítricas (*chen pi*) Son las cáscaras secas de algunas especies de naranjas y mandarinas chinas. La cáscara cítrica es caliente y amarga. Ayuda a la digestión y mejora la circulación del *chi*. La cáscara cítrica puede conseguirse en las tiendas chinas y la cáscara de naranja, su equivalente, puede comprarse en las herbolarias occidentales.

Raíz de jengibre (*sheng chiang*) La raíz de jengibre seca es una poderosa hierba digestiva que calienta. Tiene fuertes propiedades contra la náusea y en los estudios clínicos se ha descubierto que es tan efectiva para la náusea como el medicamento convencional Dramamine, que con frecuencia recetan para el mareo. Otros estudios han mostrado que puede reducir o eliminar la náuseas que acompañan a la quimioterapia. El jengibre puede incluirse en las fórmulas tonificantes cuando predominan la mala digestión y las señales de frío. Una fórmula clásica tonificante *chi* y para la sangre, de la medicina china, usa el jengibre y la cáscara cítrica:

He shou wu	2-3 partes	sangre y tónico yin
ginseng (o codonopsis 4 partes)	2 partes	tónico *chi*
dong quai	1 parte	tónico sangre
cáscara cítrica	1 parte	auxiliar
jengibre seco	1 parte	auxiliar

Ligusticum (*chuan xiong*) El ligusticum es una hierba acre que mejora la circulación de la sangre y del *chi*. Con frecuencia se combina con tónicos para la sangre para mejorar la circulación. Forma parte de *Four Things Decoction*, la más famosa fórmula tonificante para la sangre en la medicina china, en la que se incluye cono auxiliar a las tres hierbas tonificantes de la fórmula.

Bupleurum (*chai-hu*) El blupleurum se considera una hierba del hígado en la medicina china, pero recuerde que el concepto chino de hígado incluye la regulación del flujo de sangre, el *chi* y las emociones. El síndrome del *chi del hígado inmovilizado*, muy común en los occidentales, incluye sensaciones de ira y frustración. El bupleurum, una hierba enfriante, se añade a las fórmulas tonificantes fuertes, como las que se administran a los atletas, para asegurar que el *chi* generado se mueva en armonía y para contrarrestar el calor metabólico generado por las hierbas tonificantes.

Contraindicaciones

Señales de calor. Las siguientes hierbas están contraindicadas para usarse solas en una persona con señales de calor. Podrían utilizarse con precaución en fórmulas con otras hierbas que tienen un efecto predominantemente refrescante.

* ginseng asiático
* cuerno de ciervo
* tragacanto
* atractylodes
* *dong quai*
* raíz de eleutero

* eucommia
* morinda
* schizandra
* cáscara cítrica
* jengibre
* ligusticum

Señales de frío. Las hierbas siguientes están contraindicadas para usarse solas en una persona con señales de frío. Podrían usarse con precaución en fórmulas con otras hierbas que tengan un efecto predominantemente caliente.

* espárrago
* dendrobium

* glehnia
* peonía

Abotagamiento abdominal. Las siguientes hierbas están contraindicadas para usarse solas en una persona con abotagamiento abdominal. Podrían utilizarse con precaución en fórmulas con otras hierbas que sean tónicos para el bazo o estimulantes digestivos.

❋ ginseng americano   ❋ dátiles de azufaifa
❋ dendrobium   ❋ bayas de lycium
❋ *Fo Ti*   ❋ rehmannia

Cómo usar el ginseng
y las hierbas tonificantes

Si cree que tiene alguno de los síndromes de deficiencia que describí en la última sección o si está bajo una tensión no habitual o si es un atleta que trata de mejorar su desempeño y resistencia, quizá desee usar el ginseng y otras hierbas tonificantes. En esta sección, describiré cómo hacerlo. Primero, permítame que dé una perspectiva sobre cómo tratar los padecimientos de deficiencia.

Por lo general, las personas toman medicamentos con la esperanza de que éstos los mejoren. Tomar una aspirina para el dolor de cabeza, un medicamento para la presión arterial para la hipertensión o un antidepresivo para la depresión podrían ayudarlo en su padecimiento. Este enfoque no funciona con el ginseng y las otras hierbas tonificantes. Los medicamentos occidentales pueden tratar síntomas particulares, pero no actúan para mejorar todo el sistema. En realidad, la mayoría debilitan la vitalidad general, mientras terminan con un síntoma. El beneficio de las hierbas tonificantes es que pueden hacer por el sistema general lo que ningún medicamento farmacéutico.

Las hierbas tonificantes, a diferencia de los medicamentos farmacéuticos, no son de acción rápida. Por lo general tardan entre dos semanas y dos meses en producir sus efectos. Sin embargo, más importante aún es que su uso debe considerarse en un contexto mayor. La solución para la deficiencia general es cambiar los patrones que la ocasionan y ninguna hierba o fórmula puede lograr una tarea tan enorme por sí sola. Los estados de deficiencia son un problema general, ocasionados por la dieta, los patrones de sueño, el uso de estimulantes, los hábitos de manejo del estrés, los hábitos de ejercicio, las actitudes mentales y otros factores del estilo de vida. Los chinos usan el ginseng y otras hierbas tonificantes en el contexto de un estilo de vida que cultiva y apoya el *chi*. Tendrá que hacer lo mismo para lograr los resultados que desea. En lugar de ver a las hierbas tonificantes como medicamentos que solucionarán sus problemas, considérelas como aliados que lo ayudarán a desarrollar un estilo de vida más saludable.

En esta sección describiré algunos de los padecimientos para los que el ginseng puede ser de utilidad. Después entraré en detalles sobre cómo usar el ginseng y algunas hierbas tonificantes, incluyendo la dosis, la duración, la preparación y la época del año. Sugeriré algunas fórmulas simples que pueda preparar o comprar. Finalmente, dedicaré un capítulo para explicar cómo deben usar el ginseng y las hierbas tonificantes los atletas.

Capítulo 9

CUÁNDO TOMAR EL GINSENG Y LAS HIERBAS TONIFICANTES

"Los tónicos no deben usarse indiscriminadamente como vitaminas, sólo porque `todos pueden usar una pequeña tonificación'. Los efectos secundarios se desarrollan con frecuencia cuando recetan tónicos a personas que no padecen ninguna deficiencia".

Dan Bensky, OMD, DO
coautor de Chinese Herbal Medicine

En este capítulo daré sugerencias prácticas para tomar el ginseng. Primero, consideremos algunas precauciones:

¿ESTÁ ENFERMO?

Si tiene una enfermedad, en especial una crónica, no es sabio tratarse con ginseng o con otras hierbas tonificantes. Las enfermedades crónicas son complejas en sus causas y en su manifestación. Los chinos nunca tratan dichas enfermedades sólo con ginseng, aunque pueden incluirlo en una fórmula preparada para un padecimiento específico. Si está enfermo, sugiero que le hagan un examen médico completo. El ginseng no es una vitamina, aunque mejorará su energía (puede tomar vitaminas junto con el ginseng). Con el ginseng, puede ocultar los síntomas de una enfermedad más grave o de una deficiencia nutricional. El padecimiento puede empeorar, aunque su nivel de energía mejore al tomar el ginseng.

Si desea evitar el tratamiento médico convencional y usar las hierbas tonificantes, podría consultar a un acupunturista o a otro practicante de la medicina china. Nunca es apropiado tomar ginseng, si tiene una enfermedad aguda, como un resfriado o gripe o si tiene alergias o artritis.

¿Está estresado?

El ginseng, la raíz de eleutero y otras hierbas tonificantes ayudan al sistema a soportar las situaciones de estrés. Sin embargo, el estrés significa cosas diferentes para distintas personas. La fatiga, la ansiedad, el insomnio, la depresión, la tensión, el dolor de cabeza y la irritabilidad caen en la categoría de los síntomas del estrés, según el punto del vista común. Desde el punto de vista de la medicina china, estos síntomas podrían dividirse en dos grupos. La tensión, los dolores de cabeza, la irritabilidad o la depresión pueden deberse a una condición de exceso o al *chi* inmovilizado y que no fluye adecuadamente. El ginseng y las otras hierbas tonificantes quizá empeoren dicho padecimiento. La fatiga, la ansiedad y el insomnio, por otra parte, son síntomas comunes de deficiencia y el ginseng o las otras hierbas tonificantes podrían ayudar. La depresión podría quedar en cualesquiera de estas categorías.

Digestión

Es una práctica común de la medicina china atender primero los problemas digestivos, antes de dar hierbas tonificantes o incluir hierbas que estimulan la digestión en las fórmulas tonificantes. En mis años de práctica utilizando las hierbas occidentales, con frecuencia he visto a pacientes gravemente enfermos que recuperan su vitalidad tomando una fórmula herbal digestiva simple, sin la necesidad de tomar tónicos. A continuación menciono algunas señales comunes de un sistema digestivo con mal funcionamiento:

* flatulencia o eructos
* náusea
* dolor en cualquier sitio del aparato digestivo
* comida sin digerir en las evacuaciones
* mal aliento
* estreñimiento (menos de una evacuación por día)
* letargo o depresión después de las comidas
* antojo de comer superior al hambre normal
* falta de satisfacción después de las comidas
* falta de hambre en el desayuno.

Si tiene alguno de estos síntomas le sugiero que tome la siguiente fórmula de hierbas occidentales durante tres o seis semanas y vea si mejoran su salud general y su energía. Tome partes iguales de manzanilla, menta piperita, semillas de hinojo, raíz de orozuz y raíz de bardana. Coloque un puñado de cada uno de los ingredientes en una olla y añada dos cuartos de agua. Cocine a fuego lento, con la olla tapada, durante media hora. Cuele y almacene para uso futuro, en un termo, si tiene uno. Beba al menos tres tazas al día de esta bebida.

Una manera fácil de preparar esta fórmula, si tiene cafetera de percolador que gotea, es colocar las hierbas en la jarra (no en la coladera) y añadir agua en la parte posterior de la cafetera. Enciéndala. El agua caliente que fluye sobre las hierbas y el plato caliente mantiene las hierbas a una buena temperatura de cocción, sin hervirlas. Puede mantener caliente el té en la cafetera durante el día o colarlo y ponerlo en un termo para llevarlo al trabajo. También puede añadir agua fresca a las hierbas que utilizó una vez, porque todavía tienen bastante potencia. Es importante preparar suficiente té con anticipación, para que no tenga que apresurarse para prepararlo cada vez que desee beber una taza.

Deficiencia, absoluta y relativa

Los chinos dicen que no se debe tomar ginseng a no ser que estemos deficientes. Este enfoque está cambiando en Corea y en Japón, donde la gente con salud normal toma diariamente dosis de ginseng para combatir el estrés. Podríamos decir que, al igual que los atletas, muchos de nosotros estamos sanos pero estamos deficientes en relación con las demandas ocasionadas por el trabajo, la familia y el medio ambiente. Considero que si tiene una salud normal, puede tomar dosis mínimas de ginseng, siempre que no muestre señales de exceso o de calor y mientras sepa cómo vigilar las señales de efectos adversos que podrían presentarse. Si desarrolla efectos adversos, suspéndalo totalmente durante unas semanas y después inténtelo de nuevo tomando sólo la mitad de la dosis.

A continuación menciono algunas circunstancias bajo las cuales podría serle de utilidad el ginseng o la raíz de eleutero. El ginseng es superior a la raíz de eleutero como tónico general, pero el eleutero es mucho menos costoso y en la investigación científica se ha demostrado que es efectivo para las siguientes causas. Empiece tomándolo al menos tres semanas antes, si le es posible.

❋ Cuando se presente un periodo muy estresante, como un cambio de trabajo, ir a vivir a otra ciudad o clima o cuando aumentan las responsabilidades familiares.

❋ Cuando cambien las estaciones. Los médicos saben que los resfriados y la gripe se presentan con mayor frecuencia cuando el clima cambia. Si el clima cambia de pronto a frío o con viento, considere tomar el tragacanto junto con el ginseng. Puede preparar también una sopa tonificante. Las mezclas de sopa tonificante se consiguen en las tiendas chinas y los chinos las utilizan con frecuencia cuando cambian las estaciones.

✤ Durante periodos en que es factible que se resfríe. Observe que la raíz de eleutero se utiliza bastante en Rusia para prevenir los resfriados.

✤ Cuando viaje o cambie de domicilio a una altitud mayor. El ginseng o el eleutero pueden mejorar la capacidad aeróbica. El ginseng es superior al eleutero para este propósito, porque ayuda también a la formación de la sangre.

✤ Cuando conduzca durante un viaje prolongado, en lugar de beber café para permanecer alerta, empiece a tomar el ginseng con anticipación. Si no ha empezado a tomarlo antes del viaje, el ginseng en dosis de más de tres gramos tiene un efecto similar al de la cafeína, pero no agota el sistema.

✤ Para combatir el desfase del horario biológico, después de un viaje largo en avión.

✤ Si tiene un horario de trabajo temporalmente exigente, por ejemplo, una fecha límite para la entrega de un proyecto.

✤ Si tiene que permanecer despierto toda la noche por algún motivo. Tome ginseng antes de la noche que pasará sin dormir y después durante unos días, para recuperarse.

✤ Cuando esté cansado y agotado temporalmente. Si es un estado crónico, que le hagan un examen médico.

✤ Si tiene más de 40 años y empieza a sentir los efectos de envejecimiento.

Dosis y duración

Use una dosis mínima de ginseng y de otras hierbas durante un periodo prolongado, en lugar de una dosis alta durante un periodo corto. Espere tres semanas antes de decidir si el ginseng lo está ayudando. Al iniciarlo podría hacer una lista de sus síntomas físicos y psicológicos. Haga otra lista después de tres semanas y compárelas. Otras fórmulas tonificantes pueden mostrar los efectos en tres días o en una semana, pero espere dos semanas para saber cómo funcionan. Algunas causarán efectos secundarios durante los primeros días, los cuales desaparecerán pronto. Continúe tomando la fórmula durante un mes, si no presenta efectos secundarios a largo plazo. Algunas hierbas únicas, incluyendo el cordyceps, el ginseng príncipe, la raíz de eleutero, el ginseng tienchi, *Fo-Ti* y el espárrago pueden tomarse durante un periodo prolongado, siempre que no causen efectos adversos.

Aunque no presente efectos secundarios, deje de tomar el ginseng durante una o dos semanas después de unos meses. Descanse también durante una temporada muy cálida, porque el ginseng puede calentar el sistema. Los chinos toman con frecuencia el ginseng como un tónico regular durante los meses fríos del invierno y durante los cambios de estación, cuando termina el otoño y empieza el invierno y cuando termina el invierno y empieza la primavera. Durante la temporada cálida de verano, considere tomar el ginseng americano, que enfría y ayuda también a aliviar la fatiga. Para otras fórmulas de hierbas tonificantes, descanse una semana después de cada cuatro o seis semanas.

Consejos

Algunos consejos para tomar el ginseng y las hierbas tonificantes:

* Tómelos cuando esté en ayunas.
* Prepare una fórmula que incluya ayudas digestivas. Combine orozuz, dátiles de azufaifa, cáscara cítrica o jengibre con ginseng y otras hierbas.
* Use el ginseng y otros tónicos para restaurar la función normal y no para llevar su sistema hasta niveles no naturales.

Capítulo 10

CÓMO PREPARAR EL GINSENG Y LAS HIERBAS TONIFICANTES

Puede tomar ginseng y otras hierbas en seis formas principales: crudas, ligeramente cocidas o como té, vino, polvo o extracto.

RAÍCES DEL GINSENG

Las raíces enteras de ginseng pueden conseguirse en las tiendas chinas. Una ventaja al comprar las raíces de ginseng enteras es que al menos sabe que tiene ginseng. Hay muchos productos en las tiendas que no contienen ginseng o que contienen cantidades muy pequeñas que no lo ayudan. El ginseng tiene muchos grados y algunos son mucho más potentes que otros. Si compra el ginseng a un comerciante respetable, la calidad medicinal se reflejará en el precio. El mejor ginseng cuesta más y en ocasiones, demasiado. "Que el comprador tenga cuidado" es la regla si compra raíces de ginseng en las tiendas. Los dueños de las tiendas occidentales con frecuencia no saben cómo comprar raíces de buena calidad y algunos comerciantes chinos tratan de entregar una raíz no costosa a un comprador ingenuo, haciéndola pasar como una de alta calidad.

CÓMO COMER EL GINSENG

El hecho de comer el ginseng crudo o ligeramente cocido al vapor tiene la ventaja de que sabe que está obteniendo todos los componentes. Las raíces enteras son difíciles de cortar; si las cocina al vapor durante unos minutos, podrá cortarlas con mayor facilidad. Córtelas en rebanadas del grueso de una moneda. Corte toda la raíz, pues si no lo hace se secará y tendrá que ponerla al vapor de nuevo. La dosis para la persona común es de una o dos rebanadas delgadas al día. Puede verter miel sobre las raíces rebanadas y mantenerlas en el refrigerador en un recipiente cerrado, para tomarlas cuando las necesite. También puede comprar la raíz ya rebanada. Algunos productos coreanos tienen esta presentación. Las rebanadas son gramo por gramo menos costosas que la raíz entera.

¡Ni siquiera piense en comerse toda una raíz grande! En algunos hospitales utilizan dosis de 30 gramos de ginseng para revivir a los pacientes que están en shock que amenaza la vida o para revivir temporalmente a los enfermos terminales. Dicha dosis estimulará bastante a una persona sana. El peso de las raíces individuales es entre 5 y 30 gramos. Mi experiencia en compras es limitada y debe pesar las raíces que tenga. La dosis debe ser de uno o dos gramos. Si no tiene una básculas con gramos, use una báscula postal o para dietas. Una onza tiene aproximadamente 30 gramos; divida 30 entre el número de raíces necesarias para pesar una onza, para así saber los gramos que pesa cada raíz. Si cinco raíces pesan una onza, por ejemplo, el peso de cada una es de 6 gramos. Algunas raíces enteras pesan una onza.

GINSENG EN POLVO

Prefiero tomar el ginseng moliendo una raíz en un molino para café o semillas, para formar un polvo. Después añado uno o dos gramos del polvo a agua tibia o a un vaso chico de vino, revuelvo bien y bebo. El ginseng es más fácil de digerir en esta forma, que las rebanadas de la raíz. Puede también colocar el polvo en cápsulas de gelatina, que se consiguen en casi todas las tiendas naturistas.

Puede asimismo mezclar el polvo de ginseng con otras hierbas en polvo para preparar una fórmula. El ginseng en polvo puede comprarse en las tiendas, pero recomiendo que muela el ginseng para asegurarse de que es de la mejor calidad.

Tés

Preparar un té con las raíces tiene la ventaja de que puede mezclar con facilidad otras hierbas. Es común en China añadir tres o cinco dátiles de azufaifa al té de raíz de ginseng. Otras hierbas, como la raíz de orozuz, el tragacanto, *Fo-Ti*, *dong quai* o las bayas de schizandra pueden añadirse para preparar una fórmula tonificante simple.

El ginseng es demasiado costoso para prepararlo como un té habitual. Debe cocerse en un recipiente para baño María tapado. Los chinos usan un pequeño recipiente de porcelana, que reemplaza a la parte superior de una olla para baño María. La cual contiene suficiente agua para dos tazas de té. Tiene una tapa interior que cubre la parte superior para conservar los componentes valiosos del ginseng y evitar que se evaporen y una segunda tapa en forma de domo que encaja sobre ésa, creando un espacio de aire aislado entre la primera y la segunda tapa. Estas ollas son baratas y pueden conseguirse en cualquier tienda china. Puede asimismo usar un frasco con tapa para el mismo propósito, colocando el frasco tapado con el ginseng y el agua en una olla grande con agua hirviendo. El objeto de la olla o del frasco es evitar que el té de ginseng hierva, pues puede perder algunos de sus componentes.

Utilice aproximadamente seis gramos de ginseng y agua en la olla o en el frasco, en un recipiente con agua hirviendo y cocine el té durante dos horas, añadiendo agua a la olla cuando ésta se evapore, si es necesario. Si no desea preocuparse en vigilar el nivel de agua, use una vasija de barro sobre una superficie baja, en lugar de colocar la olla sobre la estufa. Cocine el ginseng durante una hora más en la olla de barro, que en la estufa.

Retire el té y beba la mitad de éste como dosis diaria. No tire todavía la raíz de ginseng y las otras hierbas. La primera hervida extrae los componentes de la parte externa de la raíz, pero no llega al interior. Para preparar la segunda ebullición, corte la raíz en rebanadas pequeñas y deje expuesto el corazón de la raíz. Repita el proceso de preparación dos veces más, hasta completar tres ebulliciones. Así podrá obtener seis dosis de té de una sola raíz. Si empieza a sentirse muy estimulado con esta dosis o si empieza a presentar los efectos adversos del ginseng, descanse durante una semana y después tome una cuarta o tercera parte del contenido de la olla o del frasco como dosis diaria.

Otros tés tonificantes

El método anterior es mejor para el ginseng, puesto que es una hierba costosa. Para otras hierbas tonificantes, se acostumbra hervirlas a fuego lento directamente en una olla, en lugar de utilizar una cacerola para baño María. Las hierbas más suaves y las que tienen hojas requieren sólo de 20 a 30 minutos. Para las raíces y las sustancias más duras, así como para las fórmulas, hiérvalas a fuego lento hasta que se haya evaporado una tercera parte o la mitad del agua. Entonces están listas paras usarse. Al igual que con el ginseng, puede repetir el proceso tres veces, cortando las raíces duras para la segunda ebullición. Si su fórmula incluye ginseng y muchas otras hierbas, prepare el ginseng en una cacerola para baño María y las otras hierbas de esta manera, para después mezclar los dos líquidos.

Vinos de ginseng

En China, una forma común de tomar el ginseng y otras hierbas tonificantes es remojándolos en vino y después bebiendo el vino. El licor tradicional es el vino de arroz, pero cualquier vino o licor fuerte servirá. El vino en sí es considerado medicinal en China, en dosis de 30 mililitros. El vino "mueve" la sangre, mejorando la circulación, por lo que es un buen complemento para las hierbas tonificantes.

Para preparar el vino de ginseng, corte en trozos o rebane finamente aproximadamente 85 gramos de raíz de ginseng y déjela remojar en el licor durante cinco o seis semanas. Mantenga la mezcla en un lugar oscuro y fresco y agítela todos los días o un día sí y otro no. Cuando esté lista, recuerde que es una medicina y no una bebida alcohólica regular. Si la bebe en exceso puede causar una estimulación excesiva.

Otras hierbas tonificantes que son adecuadas para preparar estos vinos son el cuerno de ciervo, la raíz de eleutero, *Fo-Ti*, las bayas de schizandra y la rehmannia. Añada unas semillas de hinojo o de cardamomo junto con la rehmannia para mejorar la digestión y la circulación. Puede también mezclar estas hierbas con el ginseng en el vino.

Productos preparados

El ginseng puede conseguirlo en una amplia variedad de formas en las tiendas: polvos, cápsulas, granulado, tés, extractos líquidos, etcétera. La potencia de los productos varía mucho, desde los que no son útiles, hasta los muy fuertes. Con frecuencia resulta difícil saber por la etiqueta la potencia del ginseng que hay en el interior. Los productos de ginseng originarios de Corea, que pueden conseguirse en las tiendas naturistas, tienden a ser de buena calidad. Para todos los productos preparados, siga las indicaciones de la etiqueta.

OTRAS FÓRMULAS TONIFICANTES

Describí cómo preparar las fórmulas tonificantes en los párrafos anteriores, bajo los encabezados, polvos, tés y vinos. Cientos de fórmulas tonificantes están disponibles en la actualidad en el mercado.

Capítulo 11

LOS ATLETAS Y LAS HIERBAS TONIFICANTES

Cuando era joven, fui corredor de distancia y jugador de futbol, por lo que experimenté durante muchos años las altas y bajas del entrenamiento, de correr y las lesiones. En varias ocasiones me entrené excesivamente y me "apagué". En una ocasión, me desplomé debido al agotamiento por el calor, después de correr por una pista no plana, un cálido día de primavera. Tuve muchos esguinces, algunas fracturas y rupturas de ligamentos bastante graves. Me vi obligado a dejar de competir a los 40 años, debido a las lesiones causadas por el futbol. Desearía haber sabido durante mis casi 30 años de competencias atléticas, lo que sé ahora sobre el ginseng y las hierbas tonificantes, pues podrían haber mejorado mi desempeño, ayudándome a la regeneración después de las competencias, así como a recuperarme de las lesiones.

En general, las hierbas tonificantes sólo deben usarlas las personas que se encuentran en un estado de deficiencia, pero los atletas profesionales tienen su clase especial de estados de deficiencia. Por lo general están deficientes en relación con su nivel de actividad. Crean estados de deficiencia y agotamiento mediante el entrenamiento arduo y las competencias. Mi estado normal después de cruzar la meta en carreras de 10 kilómetros era estar sin aliento, sentir debilidad en las piernas, sudar mucho, sentirme débil y completamente agotado, con manchas ante los ojos y la mente no clara (¡síntomas de deficiencia del *chi*, yin, yang y la sangre!). Ahora sé que el ginseng y las hierbas tonificantes pueden ayudar a mejorar el nivel de desempeño antes de alcanzar ese estado y puede asimismo acelerar la recuperación después de una competencia. Los tónicos puede desarrollar la energía, el aguante, la sangre, los músculos y la capacidad aeróbica. ¡Me ayudan en la actualidad cuando corro en la cancha de raquetbol! Éstas son algunas sugerencias para los atletas.

El ginseng y la capacidad aeróbica

La actividad atlética depende en gran parte de la capacidad aeróbica del atleta: la habilidad para utilizar con eficiencia el oxígeno. Esto depende de la actividad respiratoria, pero también del estado químico de los tejidos que utilizan el oxígeno y de los cambios fisiológicos, tales como aumentar la capacidad de los músculos del corazón y la acción y eficiencia de los pequeños vasos sanguíneos por los que circula la sangre oxigenada hacia las células. Los estudios con humanos y con animales han mostrado que el ginseng chino aumenta bastante la capacidad aeróbica. Otras hierbas tonificantes, incluyendo el ginseng tienchi y la raíz de eleutero, tienen una acción similar.

La investigación con animales sobre el ginseng, el tienchi y la raíz de eleutero indicaron que los animales tratados con estas hierbas y después sujetos a una presión atmosférica muy baja (bajo contenido de oxígeno) sobreviven más que los animales no tratados. De la misma manera, un grupo de trabajadores chinos transferidos a una altura de 4 270 metros en el Tibet sufrieron menos debido a la falta de oxígeno, después de tomar estas hierbas, que los trabajadores no tratados. Los animales sujetos a ejercicio vigoroso pueden mejorar su desempeño un 100% más cuando son tratados con ginseng. También utilizan menos glucógeno almacenado, la fuente de energía almacenada en el hígado. Los corredores de maratón que quedan sin energía casi al final de la carrera, es porque agotaron su abastecimiento de glucógeno. El almacenar glucógeno (comer alimentos con alto contenido de carbohidratos antes de una competencia para producir glucógeno) es una práctica común entre los atletas. El ginseng puede mejorar el desempeño reduciendo los requerimientos de glucógeno.

Estas tres hierbas han sido probadas con los atletas y se ha demostrado que mejoran la capacidad aeróbica. En un estudio suizo con ginseng americano, los atletas fueron probados primero en relación con el ritmo cardiaco máximo y el tiempo de recuperación en una prueba de ejercicio de ocho minutos. Su ritmo cardiaco promedio aumentó de 70 latidos por minuto a más de 150. Su ritmo cardiaco disminuyó a menos de 100 latidos por minuto en cinco minutos y volvió a la normalidad en veinte minutos. Después tomaron ginseng durante nueve semanas. Luego de ese tiempo, el mismo ejercicio aceleró el ritmo cardiaco a sólo 140 latidos por minuto. El ritmo descendió después a menos de 100 palpitaciones en tres minutos, en lugar de las cinco habituales y volvió a la normalidad en cinco minutos, en lugar de los 20 originales.

Los niveles de lactato de los atletas fueron probados durante los mismos estudios. El lactato es un producto de la actividad aeróbica que causa dolor muscular después del ejercicio. Al terminar el tratamiento con ginseng, los niveles máximos de lactato disminuyeron un 40% y volvieron a la normalidad con mayor rapidez que antes del tratamiento.

Diferentes niveles de ginseng fueron probados con estos atletas y no se encontró ninguna ventaja al tomar dosis altas de ginseng. Los efectos benéficos del ginseng duraron hasta tres semanas después del curso de nueve semanas. Otro estudio suizo mostró que los beneficios para la capacidad aeróbica, presentes en los grupos examinados con individuos de diferentes edades, son más pronunciados en los grupos de atletas entre 40 y 60 años de edad, lo que apoya la tradicional sabiduría china acerca de que el ginseng es especialmente benéfico para las personas que tienen más de 40 años de edad.

En China, se encontraron beneficios similares en los levantadores de pesas y en los nadadores que tomaron ginseng tienchi. Después de un día de entrenamiento arduo, el pulso de los levantadores de pesas con frecuencia no volvió a la normalidad ni siquiera a la mañana siguiente, pero sucedió lo contrario después de tomar tienchi. El ritmo cardiaco máximo de los nadadores, después del entrenamiento, se redujo de 170 latidos por minuto a 125. Su tiempo de recuperación también se redujo bastante. Sin el tienchi, el ritmo de su pulso disminuyó a 120 latidos por minuto, después de 2 o 3 minutos.

Luego de tomar tienchi durante siete semanas, sus pulsos volvieron al ritmo normal de descanso, alrededor de 70 pulsaciones en el mismo tiempo. Al hacer la comparación con los nadadores que no tomaron tienchi, estas diferencias en la capacidad aeróbica aumentaron bastante durante las siete semanas.

Dosis

Si desea tomar el ginseng solo, use dosis bajas durante periodos prolongados, en lugar de dosis altas durante periodos cortos, cuando se prepare para una competencia. La dosis medicinal de ginseng es de uno a nueve gramos. Sugiero que los atletas tomen uno o dos gramos durante varios meses. El motivo es que los atletas, aunque experimentan estados de deficiencia durante el entrenamiento y la competencia, por lo general se acercan al margen de estar en exceso. La dosis medicinal normal de ginseng puede producir síntomas tales como tensión muscular, insomnio, dolores de cabeza y señales de calor, que es lo que no busca un atleta. Es menos probable que las dosis más bajas causen esto y sí mejorarán gradualmente la resistencia y los reflejos.

La raíz de eleutero y el ginseng tienchi son tónicos valiosos para los atletas y es menos probable que produzcan síntomas de exceso, como sucede con el ginseng chino. Una dosis baja de eleutero es de cinco gramos. El eleutero puede conseguirse a granel en las tiendas naturistas. La dosis para la tintura de eleutero (7.37 ml a 14.75 ml al día) puede resultar sumamente costosa. Más concentrados y así más accesibles, los extractos de eleutero pueden conseguirse en Herbs Gaia, HerbPharm o McSand Helbals.

El ginseng tienchi es más difícil de conseguir, pero puede conseguirse a granel en East Earth Tradewinds o Spring Wind. Los atletas rusos combinan en ocasiones las tres hierbas.

El ginseng americano es también un tónico valioso para los deportes de verano, porque refresca el exceso de calor y ayuda a reducir la fatiga. Es más costoso que el ginseng chino. Los mejores precios a granel los encontrará en White Crane y Spring Wind. La dosis es de tres gramos. Gaia Herbs y HerbPharm producen extractos concentrados excelentes.

USE GINSENG EN UNA FÓRMULA

En China, los atletas no toman el ginseng solo, sino en fórmulas que combinan tónicos para el *chi* y la sangre. En los pasados Juegos Olímpicos, las corredoras chinas de largas distancias tuvieron un desempeño tan excelente (rompieron todos los récords femeninos en carreras de larga distancia), que se sospechó que usaban esteroides u otras drogas para mejorar su desempeño. Su entrenador negó lo anterior y las pruebas de orina en busca de drogas resultaron negativas. El entrenador dijo que lo único que tomaban eran las fórmulas de hierbas tonificantes tradicionales.

La siguiente fórmula la diseñó una compañía estadunidense para los atletas que compitieron en las Olimpiadas de 1984 y en los Juegos Olímpicos de Verano en Los Ángeles, California. Tiene el nombre de Active Herbal, la fabrica McZand Herbals.

❋ Eleutero (ginseng siberiano)
❋ Ginseng americano
❋ Tragacanto
❋ Ginkgo
❋ *Fo-Ti*
❋ Orozuz

La raíz de eleutero mejora la capacidad aeróbica, la resistencia y el tiempo de reacción. El ginseng americano se incluyó quizás porque era época de verano. El ginseng americano reduce el calor y fortalece los pulmones. El tragacanto fortalece los pulmones y mejora el *chi* y la sangre. La hoja de ginkgo no es una hierba tradicional china, pero mejora la circulación periférica, incluyendo la circulación hacia el cerebro. El *Fo-Ti* es un tónico poderoso para la sangre y fortalece el riñón (da más resistencia) y el hígado (ayuda a la circulación del *chi* y de la sangre). El orozuz fortalece el bazo, responsable de la fuerza muscular, y también ayuda a que circulen los beneficios de la fórmula por todos los meridianos.

Si es un atleta formal, sugiero que consulte a un acupunturista o a otro practicante chino para obtener una fórmula personalizada. Es una pequeña inversión obtener una fórmula tonificante preparada para su propia constitución, su nivel de entrenamiento y las necesidades de su deporte particular. Los campeones chinos y los rusos no toman hierbas únicas o fórmulas comerciales para mejorar su desempeño. Sugiero que consiga una fórmula para prepararse para las competencias, una para uso diario o el día de la competencia y otra para la recuperación.

El bazo y el atletismo

El bazo es responsable de transformar la comida en *chi* y de enviar esto al pulmón, donde se mezcla con el *chi* del aire para producir sangre. El bazo nutre también los músculos, por lo que los tónicos para el bazo son muy importantes para mejorar el desempeño atlético. El ginseng es un tónico para el bazo y responsable de algunos de sus beneficios para los atletas. La siguiente fórmula, diseñada por el herbolario Ron Teeguarden y que puede conseguirse en East Earth Tradewinds, se enfoca en la tonificación del bazo y en desarrollar la energía general y la fuerza muscular.

Athlete's Tonic (Tónico del atleta)

Ginseng chino	3 partes	tónico *chi* y bazo
Tragacanto	3 partes	tónico *chi* y pulmón
Atractylodes	3 partes	tónico bazo
Bupleurum	2 partes	previene la inactividad del *chi*
Cáscara cítrica	2 partes	tónico bazo, mejora la circulación del *chi*
Jengibre	2 partes	tónico bazo
Dátiles de azufaifa	2 partes	beneficia los pulmones y la digestión, mejora el flujo del *chi* en todos los meridianos

Entrenamiento

De las tres fases del ciclo del atletismo (entrenamiento, competencia y recuperación) el entrenamiento es el que toma más tiempo. Es también lo más importante, porque el desempeño durante una competencia depende principalmente del entrenamiento. Los reflejos y la actitud mental pueden ser más importantes durante la competencia, pero el éxito depende de acondicionar repetidamente los reflejos y de desarrollar un sistema circulatorio potente, masa muscular y tejido conectivo durante el entrenamiento. Por lo tanto, es el tiempo más importante para tomar ginseng y otras hierbas tonificantes.

Desarrollar la masa muscular preocupa mucho a los atletas, ya sea en los deportes de contacto o de resistencia. Un corredor de maratón dedica meses al entrenamiento, corriendo grandes distancias a velocidad lenta y subiendo colinas para desarrollar el volumen muscular. El volumen muscular es igualmente importante para el levantador de pesas, el jugador de futbol, el corredor de distancia o el corredor de carreras cortas. Por este motivo, los atletas toman esteroides anabólicos, que desarrollan la masa muscular y mejoran la energía agresiva. Por supuesto, estas drogas están prohibidas en las competencias formales. Permanecen en el sistema durante mucho tiempo y pueden ser evidentes en las pruebas de orina, incluso meses después de dejar de usarlas. Las hierbas tonificantes chinas pueden desarrollar también la masa muscular, pero lo hacen de una manera más armoniosa, no presentan los riesgos de salud de los esteroides y son legales en las competencias. Un practicante de la medicina china diría que los esteroides agotan los órganos internos transfiriendo su *chi* a los músculos. Los tónicos chinos fortalecen los órganos internos y benefician los músculos indirectamente. Las corredoras chinas de largas distancias que mencioné anteriormente sorprendieron en las Olimpiadas debido a su musculatura bien desarrollada y a su alta tolerancia a los ejercicios de entrenamiento generalmente rigurosos.

Para comprender cómo pueden lograr esto las hierbas tonificantes, vamos a estudiar el riñón chino. Parte de la función del riñón corresponde a la de las glándulas suprarrenales. Estas glándulas son importantes para la resistencia y también liberan las hormonas del estrés (esteroides naturales que se encuentran en el cuerpo). El riñón es también importante para el desarrollo. Los tónicos para el riñón se administran a los niños que no crecen adecuadamente. También pueden ayudar a los atletas a "desarrollar" los músculos. Los tónicos para el riñón fortalecen también los huesos y el tejido conectivo, la parte baja de la espalda y las rodillas. Elevan el ritmo metabólico general e incrementan el metabolismo de azúcares. Por último, el riñón ayuda a los pulmones en la respiración y un funcionamiento sano del riñón es necesario para la buena "respiración".

La siguiente fórmula de Jade Chinese Herbals, llamada Antler /Athletics, es el Rolls Royce de las fórmulas para el entrenamiento atlético. Jade tiene una serie de fórmulas específicamente para los atletas y recomiendo que obtenga su catálogo. La mayoría de las hierbas incluidas en esta fórmula son tónicos yangs que calientan y que benefician el riñón y el hígado. El hígado controla el flujo del *chi* y de la sangre y asegura que la energía y la nutrición derivadas de la fórmula circulen en armonía.

Fórmula Antler/Athletic para el entrenamiento:

Ginseng asiático
Mejora el *chi*, tonifica el bazo (que gobierna la fuerza muscular) y el pulmón, desarrolla la sangre y mejora la resistencia, la capacidad aeróbica, el aprendizaje condicionado y la claridad mental.

Epididimii
Tonifica el riñón en una forma equilibrada y también beneficia el hígado.

Eucommia
Fortalece el riñón y la función del hígado.

Drynaria
Tonifica el riñón y el corazón, mejora la circulación de la sangre, fortalece los tendones y suprime el dolor.

Morinda
Tonifica el riñón. Fortalece los músculos y los huesos.

Polygonum. *(Fo-Ti)*
Fortalece el riñón y el hígado, desarrolla la sangre.

Poria
Fortalece el bazo, mejorando así la fuerza muscular.

Cuerno de ciervo
Tonifica el *chi* y la sangre. Fortalece el riñón y el hígado. Contiene testosterona natural, semejante a los esteroles. Fortalece los huesos y promueve el desarrollo.

Cuerno de antílope
Las potentes propiedades de enfriamiento equilibran las otras hierbas de la fórmula que producen calor. Mejora también la capacidad aeróbica.

La fórmula contiene tónicos para el *chi* y la sangre; hierbas para desarrollar el yang y el yin del riñón; hierbas para el hígado, para mejorar el flujo de sangre y el *chi* y tónicos para el bazo para mejorar la fuerza muscular.

Una fórmula similar, aunque más simple, creada por el herbolario Ron Teeguarden y que puede conseguirse en East Earth Tradewinds, es Vital Essence Fórmula. Contiene ginseng de alta calidad, cuerno de ciervo, bayas de schizandra y bayas de lycium.

DESEMPEÑO

El desempeño depende principalmente del entrenamiento adecuado, los reflejos, la claridad mental y la actitud. El ginseng, el tienchi y la raíz de eleutero mejoran los reflejos y la claridad mental, pero no ayudarán mucho si empieza a tomarlos el día anterior al evento. Dos o tres meses de tratamiento con ellos mejorará estas cualidades hasta un nivel alto. Dos fórmulas de Jade Chinese Herbals están específicamente diseñadas para estos efectos rápidos y son un buen complemento para la tonificación a largo plazo. Black Belt es una combinación de 35 hierbas. La otra fórmula, llamada Energy, contiene tónicos para la sangre, el *chi*, el yin y el yang, con efedra. La efedra es un estimulante poderoso, no apropiado para uso regular o a largo plazo. Puede secar mucho y estimular en exceso y está prohibido en algunas competencias atléticas. Esta fórmula se creó para disminuir los efectos negativos de la efedra.

RECUPERACIÓN

Es una regla general en las carreras de distancias que, después de una carrera, el atleta debe descansar entrenando ligeramente a un ritmo menor del de la carrera, durante un día, por cada milla recorrida. Así, los corredores esperan una semana antes de entrenar fuerte, después de una carrera de 10 kilómetros y aproximadamente un mes, después de un maratón. Periodos de recuperación comparables son necesarios en la mayoría de los deportes de competencia que requieren ejercicio hasta el agotamiento. Puede acelerar este periodo de recuperación usando las hierbas tonificantes. Una hierba que puede usarse sola para este fin es el acordyceps. Es un tónico para el riñón equilibrado en su energía (no calienta ni enfría) y puede tomarse durante periodos largos. Una fórmula para recuperación debe incluir tónicos balanceados para el *chi*, el yang, la sangre y el yin. Otra fórmula de Jade, Endurance, está bien balanceada. Tiene algunas hierbas en común con la fórmula Antler/Athletic descrita anteriormente, pero se le añadieron tónicos para la sangre y el yin y contiene menos tónicos para el yang.

Fórmula Endurance

Ginseng chino	tónico *chi* y yin; desarrolla la sangre, fortalece el bazo y el pulmón
Tragacanto	tónico *chi*, sangre y pulmón
Atractylodes	tónico bazo
Cuerno de ciervo	tónico *chi*, sangre y yang; fortalece el riñón y el hígado
Dong quai	tónico sangre; mueve la sangre, humedece los órganos
Eucommia	tónico yang para el riñón y el hígado
Orozuz	beneficia los pulmones y la digestión, promueve el flujo de *chi* en todos los meridianos
Bayas de Lycium	tónico sangre y yin para el hígado y el riñón
Polygonum (*Fo-Ti*)	tónico sangre para el hígado y el riñón
Salvia	tónico yin para el corazón y el riñón; mueve la sangre
Schizandra	tónico para el riñón y el pulmón.

Esta fórmula puede usarse también para entrenar. La menciono aquí debido a su equilibrio y superioridad sobre las otras fórmulas mencionadas para la recuperación después de una competencia exhaustiva. Debe tomarse durante varias semanas.

Deportes de contacto

Los estudios suizos mencionados anteriormente muestran que el ginseng, cuando se toma durante varios meses, mejora el tiempo de reacción. Otros estudios indican que ayuda al aprendizaje condicionado. Esto puede ser especialmente efectivo para personas en contacto con los deportes y las artes marciales. El ginseng tienchi puede ser particularmente apropiado para tales actividades, porque ayuda a curar el trauma, incluyendo los esguinces y golpes. La fórmula Performance también puede ser útil el día que se realice la actividad.

Estación, clima y altitud

Es importante considerar la estación al tomar ginseng y algunas hierbas tonificantes. En China, no es común que la gente tome ginseng con regularidad para dejar de tomarlo durante el tiempo cálido del verano. Esto puede ser importante para que lo consideren algunos atletas, debido a las propiedades de calor del ginseng. Podría ser mejor cambiar y tomar tienchi o eleutero como tónicos generales durante el verano. El ginseng americano casi no se ha probado respecto a su habilidad para mejorar la resistencia, pero en la medicina china no se considera un tónico *chi* importante. Reduce el calor muy bien y por este motivo se usa para tratar las enfermedades que causan fiebre. Así, el ginseng americano puede ser una buena adición para el entrenamiento o desempeño, cuando el calor excesivo podría ser un problema. Esto puede aplicarse también cuando se viaja para competir en un clima cálido.

La altitud elevada es otra condición que puede perjudicar a un atleta. Los atletas que se entrenan en altitudes elevadas tienen una mejor capacidad aeróbica que aquéllos que se entrenan en altitudes bajas. Cuando una persona viaja hacia altitudes mayores, instantáneamente desarrolla el equivalente a una deficiencia en la sangre. Esto es la causa del mareo y de la necesidad de las siestas por la tarde, tan comunes en los recién llegados. Después de tres o seis semanas en una altitud elevada, el conteo de glóbulos rojos de la persona aumentará un 20% para soportar el aire menos denso. El ginseng chino, el tienchi y la raíz de eleutero desarrollan la capacidad aeróbica y si empieza a tomarlos uno o dos meses antes de una actividad en una altitud elevada, mejorará el desempeño. Si combina los tres y los toma en dosis dobles, diez días antes de la llegada, también puede ser de utilidad. Cualquier fórmula que incluya también tónicos para la sangre, como Endurance, puede ser de gran beneficio.

No necesita ser un atleta mundial para usar hierbas tonificantes para mejorar su desempeño y disfrutar el ejercicio. Incluso si no hace un ejercicio vigoroso, podría probar cualesquiera de las fórmulas para mejorar su experiencia de ejercicio moderado.

PRODUCTOS: CÓMO COMPRAR
EL GINSENG Y LAS HIERBAS TONIFICANTES

Tengo un amigo que desarrolló productos de belleza en la década de los años setenta. Un día, vi que creaba una crema facial con "ginseng y aloe". Le pregunté por qué ponía ginseng a un producto facial, donde no produciría ningún efecto benéfico. Respondió y encogió los hombros: "Bueno, la gente compra ginseng en la actualidad". En realidad, sólo utilizaba una cantidad mínima, lo suficiente para con "honestidad" anotar el ginseng como ingrediente. Esta actitud todavía es común hoy en día en el mercado herbolario y la regla para la compra del ginseng es: "Que el comprador esté alerta".

Por fortuna para el consumidor estadunidense, las dos décadas transcurridas desde que mi amigo comercializó su crema facial han atestiguado un aumento importante del número de personas que practican la acupuntura, la medicina china y la herbolaria occidental en los Estados Unidos, y con esto, la necesidad de productos confiables que contengan ginseng y hierbas tonificantes. Han surgido compañías dedicadas a servir éticamente este mercado profesional y muchos de sus productos de alta calidad están disponibles para los consumidores.

Capítulo 12

PERSPECTIVA GENERAL

En este capítulo revisaré las indicaciones para el uso del ginseng y las hierbas tonificantes y sugeriré algunas terapias con hierbas que podría probar, si tiene una condición de exceso y no puede tomar los tónicos. La medicina china tiene tratamientos para el exceso, pero no hay motivo para volverse hacia China, cuando la herbolaria occidental ofrece muchas terapias sencillas y baratas.

Las hierbas alterantes

Las condiciones de exceso son comunes entre los estadunidenses y la terapia occidental con hierbas las trata muy bien con una clase de hierbas conocidas en las tradiciones occidentales como alterantes (de la palabra "alterar"). También se llaman "tónicos" en la herbolaria occidental. Aunque el nombre es el mismo, estas hierbas no tienen nada en común con los tónicos chinos. La herbolaria occidental se desarrolló entre una población de campesinos y granjeros robustos, generalmente bien alimentados y con tendencia a condiciones de exceso (lo opuesto a muchos chinos).

Las alternativas restaurarán un sistema fuera de equilibrio debido al calor excesivo o a la comida acumulada y las toxinas. Tome hierbas alterantes durante tres o seis semanas y no a corto plazo, como un remedio para el resfriado o un antiácido.

Tabla 12.1

Terapias herbáceas y cambios del estilo de vida para las seis condiciones

	Exceso	Deficiencia
Calor	Tónicos no apropiados	Ginseng americano
		Tónicos yin
		Tónicos sangre
	Hierbas alterantes	Otros ginsengs y tónicos *chi* y yang
	Lampazo	contraindicados
	Raíz de diente de león	
	Ortigas	
	Ayuno con jugos	Hierbas humectantes y nutrientes
	Dieta vegetariana o re-	
	ducir consumo de carne	Olmo norteamericano, raíz de acalia
	No comida chatarra	Absolutamente no estimulantes
	No estimulantes	
	Ejercicio aeróbico	Frutas, sopas, tés de hierbas
	moderado	Té de crisantemo
		Ejercicio ligero (caminar)
		Meditación y descanso
Frío	Tónicos no apropiados	Ginseng asiático
		Ginseng rojo
		Ginseng siberiano
	Hierbas digestivas	Tónicos *chi*
	calientes	Tónicos yang
	Comidas calientes, sopas	Tónicos sangre
	Comidas más pequeñas	Hierbas enfriantes contraindicadas
	y frecuentes	
	Selección de alimentos	Hierbas digestivas si se necesitan para la
	alergénicos	mala digestión o absorción
	No comida chatarra	No estimulantes
	No productos lácteos	

	Exceso	Deficiencia
	Ejercicio aeróbico de acuerdo con la capacidad	Alimentos nutrientes, selección de comidas alergénicas
	Ejercicio ligero disfrutable	
Interior	Tónicos no apropiados	Tónicos seleccionados de acuerdo con los factores de calor o frío, como en la columna anterior
Exterior	Tónicos no apropiados	Tónicos contraindicados sin resolver primero la condición aguda (resfriado, gripe, ataque de alergia)

La patología de una condición de exceso es ésta: la persona puede comer en exceso o comer alimentos demasiado pesados y difíciles de digerir. Los granjeros que desempeñan un trabajo pesado durante 10 o 12 horas al día pueden lograr esto, pero no la mayoría de nosotros. La falta de ejercicio empeora la condición. El sistema digestivo se sobrecarga y falla y el hígado se paraliza. La composición de la sangre se trastorna debido a la acción lenta del hígado. Los órganos eliminativos también se sobrecargan y la comida sin digerir se acumula en el tracto digestivo. Las toxinas se acumulan en todo el sistema y la persona es susceptible a una amplia variedad de enfermedades. La arterioesclerosis y la enfermedad coronaria son manifestaciones comunes de esta patología.

El médico del siglo XVI, Paracelso, describió un resultado de estas condiciones como "enfermedades tartáricas", después del sedimento tartárico que se forma en el fondo de un barril de vino. Los "sedimentos" en una persona con exceso pueden manifestarse como piedras en la vesícula, en el riñón, inflamación artrítica de las articulaciones o alergias, si los sedimentos se forman en los tejidos blandos. Paracelso dijo que había una causa para tales enfermedades: demasiada comida. Una persona en tal estado puede sentirse inactiva, débil y deprimida, pero ésta no es la debilidad de la deficiencia. Los libros de principios de siglo sobre la herbolaria médica describieron la estrategia para tratar tales padecimientos: "Mejorar la nutrición y aumentar los desperdicios".

Cómo mejorar la nutrición

La estrategia para mejorar la nutrición tiene dos aspectos. Si tiene una condición de exceso, tendrá que ajustar su dieta.

Dos de los tratamientos occidentales naturistas para dietas más famosos (vegetarianismo y ayuno) se desarrollaron para las personas con condiciones de exceso. No es necesario que se vuelva totalmente vegetariano o que haga ayunos extremosos para mejorar su estado; las verduras son la parte más importante del tratamiento. Una ayuno de tres días con verduras, comiendo sólo verduras, una vez al mes, puede ser de utilidad.

Cuando asistía a una escuela médica naturópata, escuché otra variación: comer dos kilos de verduras al día durante una semana. El médico que describió esta dieta dijo que el paciente podía comer cualquier otra cosa que deseara, después de comer las verduras. Dos kilos de verduras pesan lo mismo que 20 hamburguesas y hacen mucho más bulto. El ayuno periódico con jugos de verduras recién preparados y con caldos de verduras también puede ser útil. En casi todas las tiendas naturistas puede encontrar libros sobre ayuno. Esta técnica curativa casi olvidada es muy valiosa para restaurar una condición de exceso.

Al menos, disminuya el consumo de carne y aumente el de verduras y granos integrales en su dieta. Disminuya lo más posible la comida chatarra y la comida rápida. Que la mitad de cada comida sean frutas y verduras. Las personas con condiciones de exceso de calor pueden comer las verduras cocidas o crudas. Prepare una ensalada y prefiera las verduras sólidas a la lechuga, que es un alimento "vacío" que no satisface y con poco valor nutricional. Si tiene una condición de exceso de frío, coma las verduras cocidas, con especias que den calor, como el curri, el jengibre, el cardamomo, los chiles, etcétera.

Los remedios herbáceos pueden nutrir también y se dividen en dos categorías: los tónicos amargos y los estimulantes digestivos cálidos.

Tónicos amargos. Las hierbas con sabor amargo incrementan las secreciones digestivas y estimulan el hígado para que secrete bilis. Son ideales para las personas con constituciones de calor y exceso, aunque no deben utilizarse durante un episodio de dolor en el tracto digestivo, como la acidez.

Ranunculáceas americanas. La más famosa de estas hierbas es el hidrastis (Hydrastis canadensis). El hidrastis se usa con frecuencia en la actualidad para tratar los resfriados y la gripe. Sin embargo la gente que lo usa, lo utiliza mal; es mejor para un resfriado con señales de calor y para el catarro, en especial si hay descarga de mucosidad amarilla. El hidrastis no es apropiado para un resfriado "seco", con escalofríos. Los médicos herbolarios del siglo pasado usaban el hidrastis como uno de sus principales tónicos amargos para mejorar la digestión en estados de exceso. Si desea tomar hidrastis como tónico, sugiero que use una dosis baja: a 20 gotas de una tintura o una sola cápsula de polvo, abierta y mezclada con una taza de agua tibia. Tómela 10 minutos antes de las comidas, con el estómago vacío. El té de hidrastis no es tan efectivo, porque algunos de los componentes no son solubles en agua y el material de la raíz se desecha con el té.

Raíz de mahonia. La raíz de mahonia (Berberis aquifolium) está muy relacionada con el hidrastis y comparte algunos de sus com-

⟍ntes amargos. Puede tomarla de la misma manera. La raíz de mahonia es mucho menos costosa que el hidrastis. Quizá la prefiera, porque el hidrastis se está agotando debido a las cosechas excesivas en su hábitat natural.

Genciana. Éste es el más famoso de los tónicos europeos amargos. Se incluye en muchas bebidas amargas para la digestión, populares como aperitivos en Europa. Puede comprar productos digestivos amargos, como los europeos, en casi todas las tiendas naturistas. Una mezcla de mitad de genciana y mitad de jengibre es un remedio común de la medicina naturópata, donde se usa como tónico para las personas con condiciones de exceso.

Algunas hierbas alterantes para constituciones de exceso

Tónicos fuertes

Hidrastis	*Hydrastis canadensis*
Raíz de mahonia	*Berberis aquifolium*
Genciana	*Gentiana lutea*
Bérbero	*Berbereis bulgaris*

Tónicos suaves

Izcua	*Rumex crispus*
Raíz de lampazo	*Arctium lappa*
Raíz de amargón	*Taraxacum officinalis*

Diuréticos alterantes

Bayas de enebro	*Juniperus officinalis*
Ortiga	*Urtica dioica*
Hoja de amargón	*Taraxacum officinalis*

Hierbas amargas suaves. Las hierbas anteriores tienen un sabor amargo fuerte y una acción inmediata potente en el sistema. Consulte el recuadro en busca de hierbas menos amargas. Éstas son mejores alternativas generales, porque tienen efectos más amplios sobre el sistema. Todas mejoran la digestión, el funcionamiento del hígado y la nutrición, pero el lampazo y el amargón tienen también efectos diuréticos y ayudan a disminuir el exceso de líquidos. La izcua tiene un efecto laxante suave y mejora el funcionamiento del intestino. Use dosis de izcua similares a las de los tónicos amargos fuertes. El lampazo y el amargón pueden tomarse en dosis mayores y puede preparar con éstos un té maravilloso. Pueden consumirse como café, tres tazas al día. Son dos de mis hierbas favoritas, entre las que prescribo con mayor frecuencia. Tómelas durante tres o seis semanas y descanse una o dos semanas.

Aumentan la cantidad de los desperdicios

Los tónicos anteriores ayudan a eliminar el exceso en una variedad de formas. Estimulan la acción del hígado para que secrete bilis, que es un laxante natural. La función mejorada del hígado ayuda también a purificar la sangre; el hígado es el equivalente fisiológico al filtro de aceite en su coche.

Estreñimiento. Si está estreñido (un síntoma común de una constitución con exceso, con digestión deficiente), le recomiendo no tomar laxantes. La dieta anterior con alto contenido de verduras, agua tibia con un poco de limón y las hierbas alterantes hacen el trabajo corrigiendo la causa en lugar de estimular artificialmente el intestino. Muchos laxantes pueden crear dependencia. De las hierbas anteriores, la izcua tiene una actividad más laxante.

Alterantes diuréticos Algunos alterantes promueven el funcionamiento del riñón y la eliminación del exceso de líquidos a través de ese órgano. Las bayas de enebro son excelentes para este propósito y tienen también cualidades tónicas amargas para el tracto digestivo. Contienen aceites volátiles que calientan y son adecuadas para condiciones de frío y de exceso.

El famoso herbolario y médico naturista alemán, el padre Sebastian Kneipp, dio bayas de enebro a los pacientes que no querían seguir su régimen total de ayuno, los cambios en la dieta y la hidroterapia. Les entregaba una bolsa grande con bayas de enebro y les decía que comieran 5 el primer día, 6 el segundo, 7 el tercero y así sucesivamente, hasta que tomaran 30 bayas al día. Después disminuían la dosis quitando una baya al día, hasta que comían nuevamente 5 al día. Kneipp dijo que después de hacer esto, los pacientes invariablemente se sentían mucho mejor y se sometían a su método de curación. Las bayas de enebro estimulan la digestión, mejoran el funcionamiento del hígado y promueven la eliminación de la acumulación de líquido. También puede tomar 20 gotas de tintura de bayas de enebro, tres veces al día.

La ortiga es otra de mis 10 hierbas favoritas. Es muy nutritiva y también diurética. Tómela en té, dos o tres tazas al día. También puede conseguir cápsulas en las tiendas naturistas. Las hojas de amargón tiene una acción similar a la de la raíz de amargón en el hígado y en el tracto digestivo y son un diurético fuerte. Un estudio con animales indicó que la hoja de amargón era comparable en potencia con el diurético farmacéutico furosemida (Lasix). Tome la hoja de amargón en té o recoléctelas de su patio o campo durante la primavera (evite el uso de pesticidas) y áselas o prepárelas en sopas. Las hojas más tiernas no son tan amargas, pero las más viejas pueden tener un sabor desagradable. Puede hervirlas a fuego lento en poca agua durante 5 o 10 minutos y tirar el agua para reducir el sabor amargo.

Condiciones de frío

Las condiciones de exceso de frío pueden tratarse con los métodos de dieta anteriores y las hierbas suaves, pero necesitará añadir especias que calienten y hierbas. Las verduras cocinadas con especias que calientan son medicina para este estado. Los cambios más importantes en la dieta son suspender los alimentos lácteos (¡no más helado!), la comida chatarra, la comida rápida y no comer en exceso. Añada semillas de eneldo o de jengibre a su té o mezcle los polvos de las hierbas con 50% de raíz de jengibre en polvo. Tome un té ligero de raíz de jengibre (compre las raíces enteras en una verdulería) con limón y un poco de miel como bebida diaria.

APÉNDICE

Hierbas tonificantes y sus acciones

Hierba	Tipo de tónico				Órganos chinos afectados						Temp.
	chi	sangre	yang	yin	bazo	estómago	pulmón	hígado	corazón	riñón	
Ginserg Ansian	•	*		*	•		•				t
Ginsen americano	*			•			•		*	*	f
Cuerno de ciervo	*	*	•			•		•		•	t
Espárrago				•			•			•	f
Tragacanto	•	•			•		•				t
Atractylodes	•				•	•					t
Codonopsis	•			*	•		•				n
Cordyceps			•				•			•	n
Dendrobium				•			•			•	f
Dioscorea	•			*	•		•			•	n
Dong quai		•	*	*	•			•	•		t
Eleutero	•		•							•	t
Eucommia	•		•	•				•		•	t
Fo Ti			•					•		•	t
Ganoderma	•			*	•		*	*	•	*	t
Glehnia						•	•				f
Dátil de azufaifa				*	•	•			•	•	n

t = tibia
f = fría
n = neutral

t = tibia
f = fría
n = neutral

Hierba	chi	sangre	yang	yin	bazo	estómago	pulmón	hígado	corazón	riñón	
Orozuz	●				●	*	●	*	*	*	n
Ligustrum				●				●		●	n
Lycium		●		●				●		●	n
Morinda			●					●		●	t
Peonia		●		●				●			f
Poria	*				●		●				n
Ginseng príncipe				*	●		●		●		n
Rehmannia		●		●				●	●	●	t
Jalea real	●	●		●	●				●		n
Schizandra					●	●	●		●	●	t
Ginseng tienchi	●						●	●			t
Cáscara cítrica					●	●	●				t
Hierbas auxiliares usadas en fórmulas para mejorar los efectos de las hierbas tonificantes											
Jengibre					●	●	●			●	t
Ligusticum		●						●			t
BupleuruM						●		●			c

● significa efecto primario, * es un efecto secundario.

El poder curativo del ginseng
Tipografía: *Macondo/Sergio Hernández*
Negativos de portada: *Forma-Print*
Negativos de interiores: *Reprofoto S.A.*
Esta edición de 5000 ejemplares
se imprimió en agosto de 1997,
en *Diseño Editorial*, Bismark 18,
México, 03510, D.F.

SU OPINIÓN CUENTA

Nombre ....

Dirección:

Calle y núm. exterior .... interior ....

Colonia .... Delegación ....

C.P. .... Ciudad/Municipio ....

Estado .... País ....

Ocupación .... Edad ....

Lugar de compra ....

Temas de su interés:

☐ *Empresa*　　　　☐ *Psicología*　　　　☐ *Cuento de autor extranjero*
☐ *Superación profesional*　☐ *Psicología infantil*　☐ *Novela de autor extranjero*
☐ *Motivación*　　　☐ *Pareja*　　　　☐ *Juegos*
☐ *Superación personal*　☐ *Cocina*　　　☐ *Acertijos*
☐ *New Age*　　　　☐ *Literatura infantil*　☐ *Manualidades*
☐ *Esoterismo*　　　☐ *Literatura juvenil*　☐ *Humorismo*
☐ *Salud*　　　　　☐ *Cuento*　　　☐ *Frases célebres*
☐ *Belleza*　　　　☐ *Novela*　　　☐ *Otros*

¿Cómo se enteró de la existencia del libro?

☐ *Punto de venta*　　☐ *Revista*
☐ *Recomendación*　　☐ *Radio*
☐ *Periódico*　　　　☐ *Televisión*

Otros: ....

Sugerencias: _____
_____
_____

10/01   4   12/00   4/06 ⑨ 2/06
6/03   4   12/00   11/08 10 2/07

1/10 12 3/08
11/12 ⑬ 8/10
12/14 ⑭ 10/14

Selector S.A. de C.V.

Administración de correos No.: 12
Código Postal: 03001, México D.F.

3/19 ⑱ 4/17